BIBLIOTHÈQUE MÉDICALE

FONDÉE PAR MM.

J.-M. CHARCOT   et   G.-M. DEBOVE

DIRIGÉE PAR M.

G.-M. DEBOVE

Membre de l'Académie de médecine,
Professeur à la Faculté de médecine de Paris,
Médecin de l'hôpital Andral.

BIBLIOTHÈQUE MÉDICALE CHARCOT-DEBOVE

Reliure amateur tête dorée, le vol.   3 fr. 50

VOLUMES PARUS DANS LA COLLECTION

V. Hanot. La Cirrhose hypertrophique avec ictère chronique.

G.-M. Debove et Courtois-Suffit. Traitement des pleurésies purulentes.

J. Comby. Le Rachitisme.

Ch. Talamon. Appendicite et Pérityphlite.

G.-M. Debove et Rémond (de Metz). Lavage de l'estomac.

J. Seglas. Des troubles du langage chez les aliénés.

A. Sallard. Les Amygdalites aiguës.

L. Dreyfus-Brissac et I. Bruhl. Phtisie aiguë.

P. Sollier. Les Troubles de la mémoire.

De Sinety. De la Stérilité chez la femme et de son traitement.

G.-L. Debove et J. Renault. Ulcère de l'estomac.

G. Daremberg. Traitement de la Phtisie pulmonaire. 2 vol.

Ch. Luzet. La Chlorose.

E. Mosny. Broncho-Pneumonie.

A. Mathieu. Neurasthénie.

N. Gamaleïa. Les Poisons bactériens.

H. Bourges. La Diphtérie.

Paul Blocq. Les Troubles de la marche dans les maladies nerveuses.

P. Yvon. Notions de pharmacie nécessaires au médecin. 2 vol.

L. Galliard. Le Pneumothorax.

E. Trouessart. La Thérapeutique antiseptique.

Juhel-Rénoy. Traitement de la fièvre typhoïde.

J. Gasser. Les causes de la fièvre typhoïde.

G. Patein. Les Purgatifs.

A. Auvard et E. Caubet. Anesthésie chirurgicale et obstétricale.

L. Catrin Le Paludisme chronique.

Labadie-Lagrave. Pathogénie et traitement des néphrites et du mal de Bright.

E. Ozenne. Les Hémorroïdes.

Pierre Janet. État mental des hystériques. — Les Stigmates mentaux.

H. Luc. Les Névropathies laryngées.

R. du Castel. Tuberculoses cutanées.

J. Comby. Les Oreillons.

Chambard. Les Morphinomanes.

J. Arnould. La Désinfection publique.

Achalme. Érysipèle.

P. Boulloche. Les Angines a fausses membranes.

E. Lecorché. Traitement du diabète sucré.

Barbier. La Rougeole.

M. Boulay. Pneumonie lobaire aiguë. 2 vol.

A. Sallard. Hypertrophie des amygdales.

Richardière. La Coqueluche.

G. André. Hypertrophie du cœur.

E. Barié. Bruits de souffle et bruits de galop.

L. Galliard. Le Choléra.

Polin et Labit. Hygiène alimentaire.
Boiffin. Tumeurs fibreuses de l'utérus.
E. Rondot. Le Régime lacté.
Pierre Janet. État mental des hystériques. Les Accidents mentaux.
Ménard. Coxalgie tuberculeuse.
F. Verchère. La Blennorrhagie chez la femme. 2 vol.
P. Legueu. Chirurgie du rein et de l'uretère.
P. de Molènes. Traitement des affections de la peau. 2 vol.
Ch. Monod et J. Jayle. Cancer du sein.
P. Mauclaire. Ostéomyélites de la croissance.
Blache. Clinique et thérapeutique infantiles. 2 vol.
A. Reverdin (de Genève). Antisepsie et Asepsie chirurgicales.
Louis Beurnier. Les Varices.
G. André. L'Insuffisance mitrale.
Guermonprez (de Lille) et Bécue (de Cassel). Actinomycose.
P. Bonnier. Vertige.
De Grandmaison. La Variole.
A. Courtade. Anatomie, physiologie et séméiologie de l'oreille.
J. Duplaix. Des Anévrysmes.
Ferrand. Le Langage, la Parole et les Aphasies.
Paul Rodet et C. Paul. Traitement du lymphatisme.
H. Gillet. Rythmes des bruits du cœur (physiologie et pathologie).
Lecorché. Traitement de la goutte.
J. Arnould. La Stérilisation alimentaire.
Legrain. Microscopie clinique.
A. Martha. Des Endocardites aiguës.
J. Comby. Empyème pulsatile
L. Poisson. Adénopathies tuberculeuses.
E. Périer. Hygiène alimentaire des enfants.
Laveran et R. Blanchard. Des Hématozoaires chez l'homme et les animaux
  2 volumes.
Pierre Achalme. Immunité dans les maladies infectieuses.
Magnan et Legrain. Les Dégénérés.
M. Bureau. Les Aortites.
J.-M. Charcot et A. Pitres. Les Centres moteurs corticaux chez l'homme.
E. Valude. Les Ophtalmies du nouveau-né.
G. Martin. Myopie. Hyperopie. Astigmatisme.
Achalme. La Sérothérapie.
Du Castel. Chancres génitaux et extra-génitaux.

POUR PARAITRE PROCHAINEMENT

Mauclaire et de Bovis. Des Angiomes.
J. Garel. Rhinoscopie.
A. Robin. Ruptures du cœur.
Denucé. Le Mal de Pott.
Legry. Les Cirrhoses alcooliques du foie.
Moure. Coryzas atrophique et hypertrophique.
Cahier. Des Occlusions aiguës de l'intestin.
Vigneron. Tuberculose urinaire.

CHANCRES GÉNITAUX

ET

EXTRA-GÉNITAUX

CHANCRES SYPHILITIQUES

CHANCRES SIMPLES

PAR

Le D^r DU CASTEL

Médecin de l'hôpital Saint-Louis

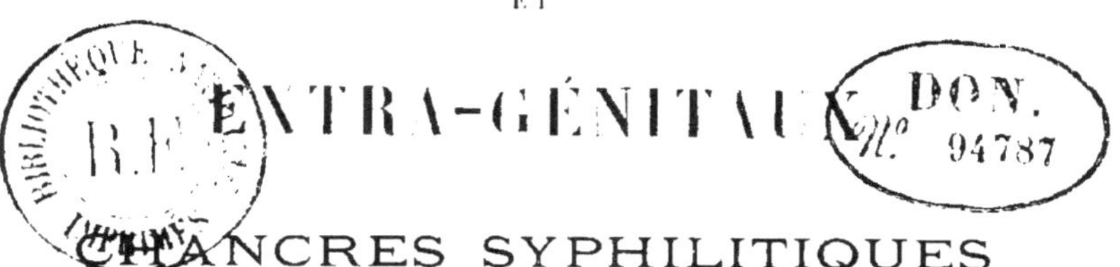

PARIS

RUEFF ET Cie, ÉDITEURS

106, BOULEVARD SAINT-GERMAIN, 106

1895

INTRODUCTION

Pourquoi ce titre : chancre syphilitique et chancre simple, et non chancre induré et chancre mou, comme le veut le langage le plus usuel, on pourrait dire le langage classique ? A l'époque qu'on pourrait appeler militante, de la doctrine dualiste, alors que nos maîtres s'efforçaient d'établir qu'il existe deux variétés bien distinctes de chancres, l'un destiné à être suivi des accidents généraux de la syphilis, l'autre appelé à rester un accident local et ne devant jamais être suivi d'accidents d'infection générale, il fallut choisir une base d'opération pour la lutte, un point de distinction pour différencier les deux chancres ; Ricord et ses élèves crurent devoir le placer dans l'existence ou l'absence d'induration de la base du chancre. Ce choix fut-il parfait ? La définition du chancre syphilitique et du chancre asyphilitique par le seul caractère de l'induration, quelque accusé que ce caractère soit parfois, fut-elle heureuse ? Il est permis de se le demander aujourd'hui.

Il est certain que bon nombre des chancres précurseurs de la syphilis, que la plupart d'entre eux reposent sur une base indurée à caractères particuliers ; mais les chancres sont nombreux qui, bien que destinés à être suivis des accidents de la syphilis, ne s'accompagnent d'aucune induration nettement définie, au-dessous desquels l'induration est insignifiante, sans caractères tranchés. Nombreux, d'autre part, sont les chancres qui, n'ayant rien à faire avec la syphilis, qui, destinés à n'être suivis d'aucun accident d'infection générale, reposent cependant sur une base dure. L'une, il est vrai, est spécifique, l'autre inflammatoire, simple ; mais l'induration spécifique et l'induration inflammatoire ne présentent dans nombre de cas des caractères bien tranchés : il est souvent difficile, parfois absolument impossible, même pour les médecins les plus habitués au diagnostic des affections vénériennes, de distinguer, d'affirmer la véritable induration syphilitique.

La définition du chancre syphilitique par l'induration, en mettant celle-ci au premier plan, en rejetant les autres caractères du chancre dans l'ombre, a été pour maint médecin l'occasion d'erreurs pénibles de diagnostic. Les expressions chancre induré et chancre syphilitique, d'une part, chancre mou et chancre asyphilitique d'autre part, sont devenues qualifications tellement synonymes, valeurs tellement équivalentes dans l'esprit de bon nombre de médecins, que la plupart d'entre eux ne s'occupent de rechercher que l'induration et basent sur elle seule leur diagnostic.

A chaque instant, les élèves, même avancés dans leurs études, comme les médecins peu habitués à l'observation des affections vénériennes, se contentent de tâter une ulcération chancreuse pour en faire le diagnostic, et ils sont tout surpris de voir la syphilis survenir à la suite de chancres qu'ils avaient trouvés mous et s'étaient cru en droit de considérer comme non syphilitiques, manquer à la suite de chancres dont la base était incontestablement indurée. Tout médecin (et c'est la majorité peut-être !) qui, pour faire le diagnostic du chancre syphilitique s'en repose sur la définition que lui ont fournie les classiques des chancres vénériens, en chancre induré et en chancre mou, et s'appuie sur le seul caractère, induration ou mollesse, est sur un terrain bien fragile et bien près de l'erreur.

Chaque jour nous voyons des praticiens tomber dans des erreurs regrettables pour avoir procédé de la sorte. Ayant tâté un chancre, ayant constaté sa mollesse ou sa dureté, ils arrivent à cette conclusion qui leur paraît indiscutable : ceci est dur, c'est un chancre induré, le début d'une syphilis ; ceci est mou, c'est un chancre mou non destiné à être suivi d'accidents syphilitiques.

Notre médecin donne de confiance ses conclusions à son client ; malheureusement plus d'une fois l'avenir de celui-ci est tout différent de celui que le médecin lui avait prédit. Ici de longs mois, des années s'écoulent sans qu'aucun accident général se produise chez un malade pour qui la base dure et résistante de son chancre avait fait porter le diagnostic de chancre induré, de syphilis au début, le médecin en conclut que son client a eu la rare chance d'échapper aux accidents secondaires et tertiaires, soit par suite d'une résistance naturelle et tout à fait exceptionnelle à la syphilis, soit encore

mieux sous l'influence d'un traitement dont le médecin admire l'efficacité, se laisse volontiers aller à
louer les résultats merveilleux ; n'est-ce pas l'histoire
d'un certain nombre des syphilis avortées à la suite
de l'excision du chancre ? Quant au patient, dont le
chancre n'avait été qu'un chancre simple à base dure,
il reste, à la suite du diagnostic dont il vit orné, un
paria injustement maintenu pendant des mois au traitement antisyphilitique et soumis à toutes les inter-
dictions, à toutes les perturbations de l'existence,
dont quelques-unes de si grande gravité, qu'on
impose aux syphilitiques.

Ici, c'est le malade qui vit victime d'une erreur
due à la trop grande importance attribuée à l'induration ; ailleurs, ce sera le médecin : en présence
d'un chancre sans induration notable, il a déclaré à
son client que l'accident dont celui-ci était atteint,
n'avait aucune gravité et était appelé à disparaître
sans être suivi d'aucun accident grave, d'aucune
manifestation syphilitique. Quelques semaines après
avoir reçu ces paroles consolantes, le malade vient
présenter à son médecin une roséole, une syphilide
papuleuse, quelque plaque muqueuse et lui demande
comment il se fait que pareil accident se produise
alors que le docteur lui avait garanti formellement
que rien ne viendrait : volontiers, le malade reproche
à son médecin d'avoir, par son manque de pré-
voyance, perdu un temps utile qui aurait été avan-
tageusement employé à un traitement actif, capable
de prévenir, ou tout au moins d'atténuer les accidents généraux. En vain le médecin protestera que

le chancre n'était pas réellement induré, qu'il manquait par conséquent de la consécration du chancre syphilitique, qu'il était impossible de prévoir que la syphilis évoluerait derrière une pareille ulcération, le malade se moque que ce soit sur la foi des maîtres et en se basant sur une définition trop restreinte que le médecin ait erré ; difficilement il lui pardonnera de s'être trompé, car peu de clients sont capables de comprendre qu'un médecin qui prédit mal n'a pas toujours tort et peut être victime des lacunes de la science actuelle.

Les ennuis que je viens de raconter ne sont pas de pure imagination ; ils sont journaliers : on pourra peut-être objecter que si le médecin tombe ainsi dans l'erreur, c'est un peu sa faute, qu'il n'a pas appris suffisamment à distinguer l'induration syphilitique des autres indurations ; qu'il aurait dû tenir compte des autres caractères que le chancre peut présenter.

Une telle objection a certainement sa raison d'être, la seconde surtout : mais il est pour le malheureux médecin des circonstances atténuantes : si la définition du chancre syphilitique ne lui avait fait briller d'un si brillant éclat l'induration, ce symptôme parfois si facile à confondre avec d'autres indurations, ce symptôme (personne ne peut le nier) inconstant, le malheureux praticien ne se serait pas laissé aller à s'endormir sur la foi de l'induration, il aurait compris l'importance, au moins aussi grande pour le diagnostic, de maint autre caractère du chancre syphilitique.

La définition de l'accident primitif par l'induration me paraît avoir aussi contribué à retarder l'adoption définitive et générale de la doctrine de la dualité, surtout à l'étranger ; ceux qui n'ont pas suivi de près les maîtres en syphiligraphie, qui n'ont pas vu combien souvent ceux-ci sentaient le besoin d'exclure du chancre induré nombre de chancres à base dure, d'y faire entrer des chancres à induration insignifiante, sont à chaque instant étonnés de voir la syphilis apparaître à la suite de chancres sans induration, manquer à la suite de chancres avec induration : ils en arrivent volontiers à conclure que la distinction des chancres en chancre induré et chancre mou, n'a pas l'importance qu'on a voulu lui attribuer. De là au rejet de la doctrine de la dualité, il n'y a qu'un pas.

Aujourd'hui, en France, le nombre des adversaires de la dualité chancreuse est minime, insignifiant ; il n'en est pas de même à l'étranger et parmi les adversaires de la dualité, il est permis de compter des hommes de la plus haute compétence, d'un esprit scientifique élevé, d'une impartialité notoire. Ceux qui voudront s'en assurer n'ont qu'à lire les leçons sur la syphilis, publiées il y a trois ans, par le professeur Kaposi ; ils verront comment ce savant, à qui les doctrines françaises sont familières, qui est venu souvent en France causer avec les maîtres français, assister à leur enseignement, suivre leurs visites hospitalières, déclare que la théorie de la dualité chancreuse manque absolument de base, que chancre mou et chancre induré ne sont que des variantes de l'accident initial de la syphilis.

Que penser en voyant la difficulté qu'offre souvent la distinction clinique du chancre induré et du chancre mou, la difficulté fréquente de la délimitation de l'induration syphilitique et de l'induration asyphilitique, l'absence dans un certain nombre de cas d'induration à la base de chancres de nature incontestablement syphilitique?

Que penser en voyant des maîtres de l'autorité de Kaposi, exécuter sans hésitation notre doctrine dualiste? Faut-il croire que vraiment la dualité n'existe pas, qu'elle n'est qu'une distinction artificielle dont l'existence n'a pu se maintenir que grâce à l'habileté de ses créateurs, au talent de leurs élèves, que c'est une création destinée à disparaître avec eux?

Assurément non. La séparation absolue du chancre syphilitique et du chancre non syphilitique est une des découvertes les plus incontestées et les plus incontestables qu'ait faites la médecine moderne, et, si, après un demi-siècle d'existence, elle n'est pas encore universellement admise, la faute m'en paraît être en grande partie due à l'imperfection du terrain sur lequel la question a été posée.

Ce fut peut-être chose heureuse d'avoir choisi l'induration comme base d'opération, de distinction à l'époque où il s'agissait d'établir, de faire prévaloir la doctrine de la dualité : il y avait là une opposition des plus tranchées et des plus faciles à constater entre certains chancres syphilitiques et les chancres non syphilitiques. Prendre l'induration, ce caractère inconstant et souvent obscur, comme définition classique, courante du chancre syphilitique, c'est peut-être chose moins heureuse. Définir les deux variétés de chancres syphilitiques et non syphilitiques par la seule existence de l'induration des tissus sous-jacents, c'est prendre une base d'opération insuffisante, dangereuse, devant souvent conduire le praticien à l'erreur de diagnostic ; c'est donner injustement le pas à un des caractères sur une série d'autres dont la valeur est au moins égale, car, pour le diagnostic des chancres vénériens, *l'œil plus souvent et plus sûrement que le doigt doit conduire à faire le diagnostic.*

La tendance est du reste générale aujourd'hui à remplacer les dénominations de chancre induré, chancre mou par les qualifications qui mettent moins en relief le phénomène induration et nous voyons lui préférer, pour le chancre mou, les qualifications de chancrelle créée par Diday, de chancre simple et, pour le chancre induré, celles de chancre syphilitique, accident initial, accident primitif, syphilome primaire, sclérose primitive, etc. Le moment est venu de substituer définitivement aux anciens qualificatifs de chancre induré, de chancre mou, des dénominations qui donnent moins d'importance à un caractère inconstant et souvent obscur. Telle est la raison pour laquelle je me suis rallié depuis longtemps aux qualificatifs de chancre syphilitique, de chancre simple, qui ont le grand mérite de ne mettre en relief aucun caractère au détriment des autres, en lui donnant une importance, une valeur pathognomonique que ce caractère ne mérite pas.

CHANCRES GÉNITAUX

ET

EXTRA-GÉNITAUX

CHAPITRE I

CHANCRE SYPHYLITIQUE

1° Caractères généraux du chancre syphilitique

Le chancre qui ouvre la série des manifestations morbides, chez le malade qui doit être plus tard atteint des accidents généraux de la syphilis, présente, dans l'immense majorité des cas, des caractères spéciaux, tellement tranchés, qu'il est permis le plus souvent, en le voyant, de dire d'une façon affirmative, qu'on se trouve en présence d'un chancre syphilitique, et que, si l'on n'a pas affaire à un de ces malades qui comptent au nombre des exceptions, les accidents dits secondaires, la roséole, les plaques muqueuses, se montreront après peu de semaines ou peu de mois.

Parmi les caractères qui servent à donner un caractère spécial au chancre syphilitique, il en est un qui est mis au premier plan par la plupart des médecins, c'est l'induration. Il est certain que nombre de chancres syphilitiques présentent une induration notable et tout à fait spéciale de leur base, mais il faut bien reconnaître que les cas sont nombreux où cette induration fait défaut ou est mal dessinée.

L'induration, quand elle est nettement dessinée, présente des caractères spéciaux et presque pathognomoniques : elle constitue au-dessous de l'érosion syphilitique une plaque dure, résistante ; cette plaque déborde d'une étendue plus ou moins considérable les limites de l'ulcération, mais importance de l'ulcération et importance de l'induration ne sont nullement proportionnées. Par sa résistance élastique, la plaque tranche nettement sur la consistance des tissus normaux environnants.

La consistance de la plaque d'induration est à la fois ferme et élastique ; elle ne rappelle en aucune façon celle de l'œdème et des infiltrations inflammatoires ordinaires : très développée, elle donne la même sensation qu'une lamelle de cartilage qu'on saisirait entre les doigts ; moins accentuée, elle ne donne que des sensations de plus en plus atténuées qu'on a pu comparer à celles d'un fragment de carton, de parchemin introduit sous la peau.

Quelle que soit l'importance du noyau induré sous-chancreux, quelle que soit sa forme, ses limites sont très nettes, très tranchées, abruptes ; il n'y a pas fusion progressive avec les tissus voisins, délimitation insensible entre les tissus sains et les tissus malades, comme dans les nodules inflammatoires ordinaires, la plaque d'induration donne la sensation d'un corps étranger introduit au milieu des tissus normaux : l'induration pathologique très résistante cesse brusquement, ce qui permet de la délimiter avec une très grande facilité quand elle s'est développée au milieu de tissus naturellement mous et souples. L'épaisseur de la plaque d'induration est des plus variables : ici mince et parcheminée ; là, profonde de plusieurs millimètres. Une disposition anatomique, mise en relief par le professeur Cornil, rend compte des différences d'épaisseur offertes par les plaques d'induration du chancre syphilitique. L'altération vasculaire du derme qui commande l'inflammation syphilitique dont la sclérose n'est que la conséquence, tantôt se limite au réseau vasculaire superficiel du derme, tantôt atteint à la fois le réseau superficiel et le réseau profond : l'importance de l'induration variera avec cette distribution différente de la lésion vasculaire causale : à la première localisation correspondront les indurations superficielles peu épaisses, foliacées, parcheminées ; avec la seconde se montreront les indurations épaisses, nodulaires, de consistance ligneuse, cartilagineuse, dont le développement est parfois si considérable. Ces dernières sont faciles à apprécier, il n'en est pas de même des premières qu'un doigt, même exercé, ne saisit souvent que difficilement et dont il hésite à affirmer la nature. C'est dans ces cas qu'il faut se rappeler les conseils formulés par le professeur Fournier pour servir de guide au médecin à la recherche de l'induration syphilitique :

Pratiquer le toucher du chancre en faisant mouvoir les doigts parallèlement aux téguments, ou, ce qui revient au même, dans la direction du plan du chancre.

Saisir le chancre aux extrémités mêmes d'un de ses diamètres, tout près de sa circonférence. Placés à distance des bords de l'ulcération, les doigts n'auraient qu'une sensation viciée et émoussée par l'interposition des parties saines.

Saisir le chancre superficiellement, comme si on voulait le soulever, le détacher, pour ainsi dire, des parties sous-jacentes : c'est la seule façon de bien isoler le chancre des tissus qui le supportent et d'en apprécier la résistance propre.

Exercer sur le chancre une certaine pression, d'une extrémité à l'autre d'un de ses diamètres, en recherchant si, dans cet effort d'opposition des doigts, on perçoit une résistance anormale ; c'est cette résistance qui constitue l'induration syphilitique.

Il est certain que le médecin qui pratiquera la recherche de l'induration en appliquant méthodiquement les conseils du professeur Fournier, arrivera presque toujours à constater l'existence d'une induration au-dessous de l'ulcération syphilitique initiale ; mais celle-ci sera quelquefois bien légère, bien mince, bien confuse ; elle laissera dans le doute le médecin même habitué à l'observation des maladies vénériennes : elle échappera ou paraîtra sans importance au médecin qui ne sera pas brisé avec l'examen quotidien de ce genre d'affections.

A côté de l'induration de sa base, le chancre syphilitique possède un certain nombre de caractères qui aussi, si ce n'est plus sûrement, permettent d'en reconnaître, d'en affirmer la nature : parmi ces caractères, il faut citer en première ligne la couleur.

La *couleur du chancre* est son caractère le plus constant, elle a beaucoup plus d'importance que l'induration ; cette couleur a quelque chose de si spécial qu'on pourrait la dire pathognomonique, elle se rattache aux modifications vasculaires qu'entraîne l'endartérite toute particulière qui constitue la lésion fondamentale du processus inflammatoire

de la syphilis et aux troubles accusés de la circulation qui sont la conséquence de cette endartérite
atrésiante. La couleur caractéristique de l'ulcération
chancreuse, particulièrement sur la peau, est rouge,
d'un rouge très accusé, plus ou moins foncé, plus
ou moins sombre, tirant sur le marron. Cette
couleur a été comparée à celle du cuivre rouge, de
la viande crue, du jambon fumé; ces comparaisons peuvent se rapprocher quelque peu de la
vérité ; mais aucune ne représente exactement la
coloration du chancre, cette coloration est absolument spéciale ; parmi les comparaisons que je viens
de mentionner celle qui rapproche la couleur du
chancre de celle du jambon fumé, de la chair musculaire, est certainement plus près de la vérité que
le rapprochement, cependant si répandu, avec la
couleur du cuivre rouge, ; le ton du chancre n'a rien
de la couleur du métal.

La couleur rouge du chancre est souvent masquée
ou par une croûte plus ou moins épaisse et noirâtre,
comme cela s'observe à la surface de la peau dans
les points où celle-ci est sèche, ou par une membrane diphthéroïde, comme cela s'observe dans les
régions humides de la peau ou au niveau des
muqueuses : aussi, pour la découvrir, est-il souvent
nécessaire de faire sauter la croûte ou le revêtement
diphthéroïde.

C'est au revêtement diphthéroïde qu'est due la
couleur grise du chancre, qu'il est fréquent d'observer à première vue ; il forme, à la surface du chancre
une pellicule d'un gris sale rappelant l'aspect des
membranes diphthéritiques ou celui du vieux lard
qui commence à rancir. Cette pellicule est souvent
assez épaisse, assez résistante pour qu'on puisse la

détacher avec une spatule ; dans les régions d'où cette membrane diphthéroïde a été arrachée, on voit apparaître la couleur rouge caractéristique qu'elle masquait. Je crois qu'il est permis de dire que la couleur rouge du chancre existe toujours, existe fatalement ; et cela est facile à reconnaître, si on admet, comme je le disais tantôt, qu'elle est le résultat des lésions vasculaires et des troubles circulatoires occasionnés par l'inflammation syphilitique : elle peut se montrer naturellement à la surface du chancre, ou elle peut être masquée par le revêtement diphthéroïde ou par une croûte, mais démasquée ou latente, elle existe toujours et, dans ce dernier cas, vous pouvez la mettre en évidence par l'avulsion de l'enduit diphthéroïde ou de la croûte qui la dissimulent.

Il est habituel que l'enduit diphtéroïde ne masque pas complètement la couleur rouge du chancre ; il est fréquent de rencontrer les couleurs rouge et grise associées à la surface du chancre ; une combinaison très commune est celle dans laquelle les couleurs rouge et grise se trouvent concentriquement disposées ; la grise forme un disque central que la rouge encadre en constituant autour d'elle un anneau complet : le chancre, dans lequel les deux couleurs se trouvent ainsi combinées, a reçu le nom de *chancre en cocarde*. Une autre disposition, bien que beaucoup moins commune, n'est cependant pas rare : l'enduit diphthéroïde recouvre toute la surface du chancre et la couleur grise en constitue la couleur fondamentale ; mais celle-ci, au lieu d'être régulière et continue, est interrompue en de nombreux points par de petites taches présentant la couleur rouge brune du chancre syphilitique ; il en résulte un piqueté rouge marron sur fond gris, c'est un *chancre gris pointillé de rouge* (chancre pétéchial du prof. Fournier).

Configuration de l'ulcération. — L'ulcération du chancre syphilitique est ordinairement une ulcération sans profondeur ; c'est bien plus souvent une érosion qu'une ulcération, dans le véritable sens du mot ; ce peut être, comme le dit le professeur Fournier, un bobo minuscule, d'apparence insignifiante et il faut bien connaître la série des accidents graves qui peuvent se développer à la suite de cette ulcération sans importance, pour se préoccuper à son apparition. Bien souvent le client, qui vient consulter pour une syphilis secondaire en pleine évolution, alors même qu'il cherche avec son médecin, avec la meilleure volonté, dans quel endroit a pu siéger l'accident primitif, ne songe même pas, bien qu'il en ait remarqué l'existence, à signaler cette petite écorchure, si petite, si méprisable qu'il ne peut même pas lui venir à l'esprit qu'un si grand mal que la syphilis puisse commencer par si peu de chose.

Quand le médecin, acquérant enfin la notion de l'existence de cette érosion minuscule et fugace qui fut l'accident initial, déclare à son client que là fut le début de son mal, c'est tout au moins avec surprise, quelquefois avec méfiance, que le malade s'entend dire qu'un mal si petit ait pu être autre chose qu'un vulgaire herpès ou une ulcération banale.

L'ulcération est, dans la plupart des cas, sensiblement de niveau avec les parties environnantes, quelquefois même elle est surélevée au-dessus d'elles par suite de l'épaississement du derme. La formation d'une véritable excavation, d'une ulcération profonde, constitue de beaucoup l'exception ; il est cependant des régions où la tendance franchement ulcéreuse se développe facilement ; il est des cas où l'ulcération de l'accident initial rappelle absolument une gomme ulcérée.

Dans les cas ordinaires, dans les formes les plus habituelles, la transition des parties saines aux parties les plus profondes de l'ulcération se fait d'une façon progressive, presque insensible, par une pente douce qui descend régulièrement des bords de l'ulcération jusqu'à sa partie la plus déprimée ; il en résulte une dépression très régulière de forme, creusée pour ainsi dire à l'évidoir. Nulle description ne saurait donner une idée aussi exacte de la conformation générale de l'ulcération, que la comparaison que l'on a établie entre la cavité d'un godet et celle du chancre : l'ulcération syphilitique typique est d'une manière frappante une ulcération en godet. Il est bon cependant de savoir que nombreux sont les chancres chez lesquels la dépression est à peine dessinée, dont la surface est véritablement plane, parfois même bombée.

A la limite de l'ulcération chancreuse et des tissus normaux, on voit souvent se dessiner d'une façon très nette une saillie mousse plus ou moins importante, un bourrelet de consistance ferme dû à l'infiltration syphilitique des tissus à ce niveau ; c'est le plus souvent une mince surélévation en dos d'âne que vous m'entendez quelquefois qualifier de mur de circonvallation et qui mériterait plutôt le titre de talus. Ce bourrelet mousse limitrophe a une importance capitale dans le diagnostic ; vous ne le rencontrez pas seulement dans le chancre syphilitique, mais dans presque toute la série des ulcérations syphilitiques ; son volume, son importance peuvent varier aux différentes périodes de la syphilis ; il s'observe dans toutes ; il est la traduction du travail morbide actif d'invasion, d'extension, qui se produit au pourtour de toute ulcération syphilitique ; on n'observe pas ce bourrelet atone, dur, limitrophe dans les inflammations vulgaires où les limites sont bien plus diffuses et insensibles.

Rouge brune, ou recouverte de son enduit diphthéroïde, peu excavée, reposant sur sa base indurée, l'érosion syphilitique présente encore un certain nombre d'autres caractères moins importants qui contribuent cependant, pour une certaine part, à constituer son aspect spécial.

Sa *forme* est arrondie, remarquablement circulaire, si régulièrement circulaire qu'on pourrait en croire les limites déterminées au compas. C'est la forme naturelle de l'ulcération chancreuse ; c'est celle qu'elle affecte toutes les fois qu'elle se développe sur une surface plane et quelque peu étendue où son développement peut se faire librement ; mais la configuration spéciale des parties sur lesquelles le chancre a pris naissance, peut modifier la forme naturelle de celui-ci. Au niveau des plis de la peau ou des muqueuses, au niveau du sillon balanopréputial, par exemple, au niveau de la commissure labiale, le chancre se coupe en deux moitiés symétriques occupant chacune un des côtés du pli, de la fente naturelle ; ces deux moitiés sont ordinairement absolument analogues d'aspect, égales de dimensions ; elles se rabattent exactement l'une sur l'autre, aussi exactement que les feuillets d'un livre ; on a donné à ce chancre le nom de chancre en volet.

Dans la profondeur des plis naturels, le chancre se présente souvent sous la forme d'une très petite fissure aux apparences bénignes ; cependant, en l'examinant avec soin, il est possible de constater la coloration rouge de la surface, l'induration de la base, la présence du bourrelet en dos d'âne à sa périphérie, tous caractères qui ne permettent pas le doute dans le diagnostic.

Quand elle se développe à l'entrée d'un canal circulaire, comme le méat, le col de l'utérus, l'ulcération chancreuse peut n'affecter qu'une partie dé la circonférence, une moitié, par exemple, ou bien elle s'étend à tout le pourtour du canal à l'intérieur duquel elle se prolonge et dont elle rétrécit le calibre ; la masse totale du chancre forme alors un cylindre dur qui se prolonge plus ou moins loin à l'intérieur du canal malade.

Les *dimensions* de l'ulcération chancreuse ne sont ordinairement pas considérables ; beaucoup n'ont pas plus d'un centimètre de diamètre, elles dépassent rarement les dimensions d'une pièce de vingt ou de cinquante centimes. Les dimensions peuvent être très petites ; il est des chancres *nains* qui ne sont pas plus étendus qu'une lentille, qu'un vésicule d'herpès ; il est des cas au contraire où l'ulcération, sans être vraiment phagédénique, sans avoir tendance à détruire profondément, envahit des surfaces considérables, la totalité ou la presque totalité du gland ou des grandes lèvres, une grande partie du prépuce et du fourreau ; c'est la variété que le docteur Puyo-Medina a décrit sous le nom de chancre phagédénique érosif superficiel. La description de cet auteur met en relief un ordre de faits spécial, mais je trouve que la qualification de phagédénique est peut-être un peu solennelle pour cette variété de chancre qui atteint assurément des surfaces considérables de la peau, mais qui n'est pas autrement destructeur, qui n'a aucune tendance à creuser en profondeur et qui guérit facilement, rapidement, spontanément.

L'ulcération syphilitique est habituellement unique : mais il s'en faut de beaucoup qu'il en soit toujours ainsi. L'*unicité* du chancre fut un des caractères mis en avant par les créateurs de la dualité chancreuse pour distinguer le chancre syphilitique du chancre simple et ce caractère, mis en relief par Ricord et ses élèves, est tellement entré dans l'esprit de la génération médicale qu'ils ont formée que, pour beaucoup de médecins, l'unicité forcée du chancre syphilitique est presque un dogme ; ils n'oseraient faire le diagnostic de chancre syphilitique quand ils constatent chez un même malade l'existence simultanée de plusieurs chancres ; ils sont surpris quand ils voient, sans hésitation, affirmer la nature syphilitique chez un malade qui se présente dans de telles conditions ; c'est un renversement complet de leurs idées médicales, c'est presque une hérésie médicale.

Mais il est aujourd'hui nettement établi par l'observation journalière que l'unicité est loin d'être un caractère fatal du chancre syphilitique ; il est commun qu'un même individu soit porteur de plusieurs chancres syphilitiques ; je n'irai pas jusqu'à dire, comme le faisait récemment un des maîtres en syphiligraphie, que le chancre syphilitique initial est plus souvent multiple qu'unique ; c'est peut-être forcer un peu la note : mais il faut bien se garder, comme le font encore volontiers aujourd'hui nombre de médecins, de conclure de la multiplicité des chancres à leur nature non syphilitique ; ce serait courir de gaité de cœur à des erreurs de diagnostic fré-quentes.

La *surface* du chancre syphilitique est égale, régulière ; elle est finement granuleuse et, dans quelques cas, si nettement granuleuse, qu'il semble qu'on en puisse donner une excellente idée en la comparant à la surface granuleuse d'un poumon en hépatisation, et qu'on puisse rapprocher les deux formes, rouge ou grise, du chancre des deux variétés rouge ou grise de l'hépatisation pulmonaire.

La surface du chancre est quelquefois lisse, vernissée, luisante ; cet état est dû en grande partie à la sécheresse de la surface, aux modifications de l'épithélium, à la concrétion des liquides exsudés. Ces liquides sont du reste fort peu abondants ; c'est en effet un des phénomènes les plus remarquables de l'ulcération chancreuse que la pauvreté des excrétions qui se font à sa surface, que son peu de tendance à la suppuration ; on pourrait dire que le chancre syphilitique est un ulcère sec, malgré ce que paraît avoir de choquant à première vue l'association de ces deux mots ; il n'est en effet pas d'autre ulcération qui fournisse si peu de sérosité, si peu de pus que le chancre syphilitique. Celui-ci ne suppure pas ou suppure infiniment peu ; il ne laisse naturellement écouler qu'un peu de sérosité claire, transparente, ambrée, qui ne devient louche, grisâtre, légèrement purulente, que dans les cas où le chancre a été irrité accidentellement. Sous l'influence des frottements, le *chancre saigne facilement*, on voit alors perler lentement de toute la surface dénudée de fines gouttelettes d'un sang noirâtre et épais : cette hémorrhagie capillaire a, dans son allure, dans son aspect, quelque chose de particulier qui peut aider à poser le diagnostic d'un chancre douteux.

L'état de sécheresse habituelle du chancre est une de ses caractéristiques. Le professeur Leloir, de Lille, a insisté sur ce fait qu'un chancre syphilitique pressé entre les doigts, voit à peine augmenter l'humidité de sa surface, tandis que la surface d'une ulcération de nature herpétique comprimée de la même façon, fournit un écoulement de sérosité abondante ; c'est ce phénomène que le professeur Leloir a désigné sous le nom de signe de l'*expression du suc*, et il est certain qu'il peut rendre des services dans le cas où il est très tranché.

L'examen microscopique du liquide fourni par le chancre syphilitique ne laisse pas constater la présence d'éléments spéciaux caractéristiques: on y trouve des globules de pus, des granulations fines protéïques ou graisseuses, des cellules cornées et des cellules du corps muqueux de Malpighi en voie de destruction, des productions végétales et vibrionniennes accidentellement déposées à la surface (Cornil). Lustgarten a bien décrit l'existence d'un bacille spécial qu'il considère comme caractéristique, mais la spécificité de ce bacille est loin d'être démontrée. Le professeur Leloir et M. Balzer ont insisté sur ce fait que les éléments, recueillis par le raclage du chancre syphilitique, ne renferment pas de débris de fibres élastiques contrairement à ce qu'on observe dans les produits du raclage d'un chancre simple : il y a là un moyen de diagnostic entre les deux ulcérations, que ces auteurs ont désigné sous le nom de *signe du raclage*. Il est pourtant possible que le liquide d'un chancre syphilitique ulcéré ou nécrosé à la suite d'irritations artificielles, contienne quelques fibres élastiques.

Dans les régions où la peau n'est pas particulièrement humide, à la surface du corps, sur les parties découvertes du fourreau et du gland, les liquides, fournis par la surface du chancre, se concrètent en une *croûte* plus ou moins épaisse, inégale, irrégulière, de couleur brunâtre, parfois tachetée de stries ou de reflets verdâtres, peu adhérente aux surfaces sous-jacentes. Après l'arrachement de la croûte, l'ulcération apparaît avec son aspect caractéristique, manque de profondeur, bords en pente douce, couleur rouge foncé, bourrelet limitrophe : au moment de l'arrachement de la croûte, on voit sourdre de toute la surface de la plaie, par une infinité de petits vaisseaux rompus au moment de l'avulsion, un sang noir et très foncé en couleur : cette petite hémorrhagie a quelque chose de particulier et de caractéristique : elle se distingue des hémorrhagies des autres ulcérations par la multiplicité et la finesse des points par lesquels le sang perle, par la couleur noir foncé de celui-ci. Cette hemorrhagie est due à la rupture des capillaires nombreux et en état d'endartérite oblitérante que le chancre syphilitique renferme. L'ulcération syphilitique est *indolente* : aucune douleur ne se fait ressentir à son niveau à l'état normal : Des irritations puissantes et répétées, des frottements réitérés, des pansements intempestifs peuvent rendre un chancre douloureux ; le tiraillement, la compression des parties voisines par un chancre volumineux peuvent occasionner une certaine gêne au patient ; mais l'élément douleur ne fait pas partie du cortège des symptômes normaux de l'ulcération syphilitique initiale.

Période initiale du chancre syphilitique. — L'ulcération, que nous venons d'étudier, ne se montre pas d'emblée dans le point où le virus syphilitique a été inoculé; sa production est précédée par la production d'une *papule* ou d'une vésicule, à l'ulcération desquelles la véritable érosion chancreuse succède; et encore, cette lésion initiale elle-même ne se montre-t-elle qu'un certain temps après l'inoculation du virus syphilitique.

La petite lésion, papule ou vésicule, qui constitue les premières phases du chancre syphilitique à ses débuts, ne se montre que longtemps après que le virus syphilitique a été inoculé; c'est des semaines après que l'inoculation a eu lieu que l'accident débute, ordinairement quatre semaines environ après. Il y a entre le moment où le virus a été inoculé à la surface du corps et celui où le chancre fait son apparition, une période de silence pendant laquelle il est impossible de rien constater d'anormal dans le point où le chancre doit se montrer ultérieurement, ni sensation insolite, ni rougeur, ni induration, ni épaississement. Quelques malades accuseront des élancements, une sensation de cuisson, du prurit; mais ce sont en général des sujets à l'esprit inquiet, des syphilophobes, malades qui exagèrent facilement, qui créent, au besoin, des malaises et il n'y a qu'un compte fort restreint à tenir de leurs indications.

On a désigné sous le nom de *période d'incubation* la période de silence qui sépare le moment où le virus a été inoculé de celui où le chancre se montre, cette période pendant laquelle tout paraît se passer si normalement qu'il est difficile de penser qu'un mal quelconque se prépare. La durée de la période d'incubation tourne en général autour de quatre semaines, variant de vingt-cinq à trente jours; mais cette durée a pu dans quelques cas être beaucoup allongée ou raccourcie, Quelques auteurs ont signalé des cas d'apparition du chancre dix jours et même moins après l'inoculation; mais il s'agit là d'observations anciennes, probablement erronées et dans lesquelles des confusions ont été faites entre le chancre syphilitique et des ulcérations d'autre nature encore mal connues à l'époque où ces observations furent prises. Les incubations de très longue durée sont beaucoup moins contestables; on en a signalé de deux mois et plus : la production d'une maladie fébrile, fièvre typhoïde, etc., chez un malade en incubation de syphilis a paru plus d'une fois retarder l'apparition du chancre et les accidents secondaires qui ne se sont montrés qu'à l'époque où le malade était entré en convalescence de la maladie surajoutée.

Les médecins ne sont pas bien d'accord sur les caractères que le chancre présente dans les premières heures, dans les premiers jours de son développement, avant d'arriver à constituer l'ulcération caractéristique. Des données importantes nous ont été fournies par les inoculations tentées par nos devanciers, à qui leur connaissance incomplète de la syphilis, de son développement, de ses dangers, permettait encore de tenter de pareilles expériences sur leur semblable. De loin en loin, nous pouvons encore assister au premier début de l'accident initial de la syphilis ; des sujets, s'étant inoculé accidentellement la syphilis et ayant l'esprit en éveil sur le danger qui les menace, nous en fournissent des exemples; des malades à l'esprit timoré, sont pris, à la suite d'un rapport qu'à plus ou moins juste titre ils considèrent comme dangereux, d'une frayeur extrême, sont atteints de cette angoisse souvent désordonnée qu'on a appelée syphilophobie ; de tels malades passent tous leurs instants, le jour comme la nuit, à scruter leur gland et leur verge, à en examiner tous les coins et recoins pour voir si rien ne se montre en un point quelconque qui marque le début de l'affection qu'ils redoutent. La moindre apparence insolite, un peu de rougeur, une légère tuméfaction se montre-t-elle ; une sensation prurigineuse ou autre se fait-elle ressentir, notre malade se précipite chez le médecin pour lui expliquer ses appréhensions, pour lui faire voir cette lésion insignifiante, parfois absolument imaginaire, qui le jette dans l'angoisse. Si un chancre se développe véritablement, de tels malades le saisiront à ses débuts, le découvriront dès les premières heures de son apparition et viendront vous le montrer encore à peine appréciable.

En pareil cas, ce que le médecin constate, c'est l'existence d'une papule sans caractères particuliers ; parfois, mais beaucoup plus rarement, il y aurait eu production d'une vésicule. Deux fois je me suis trouvé en présence de véroles tout à fait au début : les deux fois, ce fut une papule que je pus observer comme première période du développement de l'accident initial (voir les observations dans mes leçons cliniques sur les affections ulcéreuses des organes génitaux chez l'homme. Doin édit. Paris, 1891).

Les observations recueillies jusqu'à ce jour montrent que dans l'immense majorité des cas la lésion initiale de la syphilis dans ses premières heures, dans ses premiers jours, est une papule ; le phénomène initial traduit un processus prolifératif, végétatif, plutôt organisateur ; ce n'est que plus tard que se produit l'érosion, l'ulcération qui constitue le véritable chancre. Il semble même possible que chez quelques malades, le processus s'arrête à ce stade organisateur, que l'ulcération ne soit pas fatale. L'accident initial de la syphilis pourrait donc dans quelques cas être une papule, un tubercule non ulcéré ; il ne serait pas fatalement une érosion, une ulcération, un chancre à proprement parler.

Période de réparation. — Le chancre syphilitique, arrivé à son complet développement, reste un certain temps à l'état stationnaire, ne subissant ni aggravation, ni amélioration, conservant sa teinte rouge vive, son enduit diphthéroïde ou sa croûte épaisse et noirâtre. Ce n'est qu'un mois ou deux après l'apparition du chancre qu'on voit se produire les modifications, qui doivent conduire à la guérison. La croûte se détache, l'enduit diphthéroïde disparaît, la surface de la petite ulcération se couvre de bourgeons charnus et son aspect se rapproche de plus en plus de celui d'une plaie simple : la couleur rouge caractéristique s'atténue de plus en plus ; il est cependant permis de constater que le chancre en pleine voie de cicatrisation, recouvert dans toute sa surface de bourgeons charnus de nouvelle formation, conserve encore quelque chose de la couleur rouge vif qui lui est particulière. En même temps que la surface du chancre subit les modifications que nous venons de signaler, l'induration cartilagineuse, sur lesquelles l'ulcération repose, s'assouplit, s'amincit et les tissus situés au-dessous de l'ulcération reprennent peu à peu leur consistance normale.

Le travail de réparation met en général deux à trois semaines pour arriver à son complet développement; ce qui donne à la moyenne des chancres une durée de six semaines à deux mois; il n'est pas exceptionnel de voir l'induration persister pendant des mois après la cicatrisation complète du chancre.

La prolongation de durée de l'ulcération chancreuse est telle que la plupart des malades arrivent forcément à s'inquiéter de sa présence, à soupçonner sa nature mauvaise : mais quelques chancres présentent un si faible développement, parcourent avec une telle rapidité les différentes phases de leur évolution, guérissent en si peu de jours que les malades n'y attachent aucune importance et ne peuvent croire qu'une lésion de si peu d'importance soit la première manifestation d'une maladie aussi grave que la syphilis et vivent tranquilles jusqu'à l'apparition des accidents généraux : quand le médecin en présence de ces derniers, recherche à quelle époque le chancre a pu exister, où il siégeait, le malade bien souvent, malgré la plus grande bonne foi, ne le met pas sur la trace; il est si loin de concevoir que la lésion minuscule, dont il a été atteint, puisse être le commencement d'une syphilis; s'en rappelant même l'existence, il ne songe pas à la dénoncer au médecin qui lui demande s'il a eu un chancre, et c'est pour le malade une cause de grande surprise quand le médecin lui affirme que ce bobo aux apparences insignifiantes, à la durée éphémère, n'était ni plus ni moins qu'un véritable chancre syphilitique.

Après la guérison du chancre syphilitique, il se produit au niveau que celui-ci occupait une *cicatrice* lisse, superficielle, de niveau avec les tissus avoisinants. Sur les muqueuses, il est de règle que toute trace de cicatrice disparaisse après quelques mois. Si le chancre s'est développé sur la peau, ses traces peuvent persister pendant des années, indéfiniment longtemps ; c'est une petite tache lisse, luisante, blanche ou violacée, entourée d'une zone de pigmentation très marquée : cette cicatrice superficielle avec pigmentation est suffisante dans nombre de cas pour affirmer un diagnostic rétrospectif. Quand le chancre est devenu ulcéreux, la cicatrice, qui lui succède, est déprimée, de profondeur en relation avec la profondeur qu'avait acquise l'ulcération : cette cicatrice n'a le plus souvent pas d'autre caractère particulier que l'intensité de coloration de la zone pigmentaire qui l'entoure.

Le professeur Fournier a montré (*Arch. gén. de médecine*, 1887) qu'il n'était pas rare de voir la cicatrice du chancre se rouvrir dans les premiers jours ou dans les premières semaines qui suivent la fermeture de celui-ci. Tantôt il se forme une ulcération superficielle présentant les caractères des ulcérations de la balanite ou ceux du chancre irisé ; tantôt c'est une ulcération plus profonde présentant les caractères du chancre ou ceux d'une gomme ulcérée. Ces ulcérations ont une évolution généralement bénigne et, même dans leurs formes les plus graves, ne dépassent pas les limites du noyau d'induration chancreuse.

Lymphangites syphilitiques. — Le chancre syphilitique s'accompagne toujours d'altérations inflammatoires plus ou moins accusées du système lymphatique : celui-ci peut être atteint dans ses radicules dans les mailles du tissu conjonctif aussi bien que dans les canaux et les ganglions lymphatiques ; les altérations du système radiculaire lymphatique se traduisent par des œdèmes subaigus et durs : celles des canaux lymphatiques donnent naissance à des indurations indolentes, à des cordons inflammatoires indurés ; l'atteinte des ganglions se traduit par la production d'une adénite qui joue un rôle de premier ordre dans l'histoire clinique de la syphilis ; aussi commencerons-nous par elle l'étude des altérations du système lymphatique dans la syphilis.

Adénopathie syphilitique. — L'adénopathie fait partie intégrante des symptômes initiaux de la syphilis presque au même titre que le chancre syphilitique lui-même : Ricord a signalé toute l'importance de cet accident : « Le bubon, a-t-il écrit, accompagne invariablement, fatalement l'accident initial de la syphilis ; il suit le chancre comme l'ombre suit le corps ; c'est le compagnon fidèle, obligé, du chancre infectant... il ne fait jamais défaut... *Pas de chancre infectant sans bubon*, voilà ce qu'on peut donner hardiment comme une loi pathologique ».

La loi énoncée par Ricord est absolument vraie : mais, comme il n'est pas de loi sans exception, il faut reconnaître, et Ricord lui-même l'avouait, qu'il est quelquefois impossible de découvrir le ganglion tuméfié qui doit accompagner le chancre. Cette absence d'adénopathie syphilitique s'observerait surtout (c'est ce qui ressort des observations de Ricord et du professeur Fournier) à la suite des chancres phagédéniques, à la suite des chancres érosifs superficiels ou chez les individus gras dont le système lymphatique est toujours peu développé, dont les ganglions s'hypertrophient peu ou ne s'hypertrophient pas du tout à la suite du chancre syphilitique et restent facilement masqués par l'épaisseur du tissu adipeux.

Le professeur Fournier, sur un ensemble de 265 observations de chancres syphilitiques, n'est arrivé à ne pas relever la présence d'une adénopathie concomitante que chez cinq malades seulement, encore, chez deux d'entre eux, l'embonpoint était-il tel que la masse adipeuse sous-cutanée considérable était suffisante pour masquer une hypertrophie ganglionnaire légère ou moyenne. Bien que l'adénopathie concomitante du chancre soit si fréquente qu'elle puisse être considérée comme constante, il ne faudrait donc pourtant pas nier d'une façon formelle la nature syphilitique d'une ulcération en se basant sur ce seul fait qu'elle ne s'accompagne pas d'adénopathie perceptible.

Le ganglion syphilitique se montre dans la région à laquelle se rendent les lymphatiques de la région où le chancre a pris naissance ; une adénopathie inguinale accompagne les chancres des organes génitaux ; une adénopathie sous-maxillaire, ceux de la lèvre ; une adénopathie épitrochléenne ou axillaire, ceux des doigts ; une adénopathie axillaire, les chancres du sein. L'adénite atteint le plus souvent les ganglions situés du même côté du corps que le chancre lui-même : à la suite des chancres génitaux ou labiaux, il n'est cependant pas rare de voir les ganglions du côté opposé au chancre envahis ; assez souvent la tuméfaction ganglionnaire est bilatérale avec prédominance d'un côté.

Il est de règle que les ganglions commencent à se tuméfier à la fin de la première semaine qui suit l'apparition du chancre ; c'est exceptionnellement qu'ils se font attendre jusqu'à la fin de la seconde semaine ;

il est tout à fait rare qu'ils n'apparaissent qu'à une époque plus éloignée.

L'augmentation de volume des ganglions malades n'est en général pas considérable ; celui-ci est doublé, tout au plus triplé. Le ganglion malade est résistant au palper ; sa consistance est dure, *chondroïde* ; elle rappelle celle de l'induration chancreuse. La glande n'est pas douloureuse ; le travail pathologique se fait à froid sans production des phénomènes douloureux qui accompagnent ordinairement les manifestations inflammatoires aiguës : il n'y a pas de douleurs spontanées, pas de tension, pas d'élancements, pas de sensibilité à la pression ou au mouvement, l'indolence de la région malade est absolue : la peau n'est ni rouge, ni œdématiée. Les ganglions atteints ont conservé leur forme naturelle ; ils continuent à se mouvoir librement au milieu du tissu cellulaire qui les entoure. Dans quelques cas exceptionnels, des phénomènes inflammatoires se montrent au niveau des ganglions malades : mais alors, si je m'en rapporte à ce que j'ai observé bien des fois, ce n'est pas le ganglion malade qui s'enflamme ; mais le tissu cellulaire qui l'entoure, et même ce n'est guères que le tissu cellulaire situé en avant du ganglion qui devient malade : la peau s'infiltre et rougit, le tissu cellulaire sous-cutané s'enflamme, mais, fait remarquable, au-dessous de la plaque inflammatoire cutanée, on retrouve par le palper le ganglion encore indolent et sans phénomènes inflammatoires aigus, avec ses aspects syphilitiques conservés, sans trace d'inflammation du tissu cellulaire profond ; il y a périadénite aiguë sans adénite aiguë ; il semblerait que le ganglion syphilitique est devenu un terrain impropre pour le développement des phénomènes inflammatoires aigus, de là la persistance de son indolence tandis que le tissu cellulaire, qui l'entoure, présente des phénomènes d'inflammation aiguë et quelquefois même suppure. L'inflammation aiguë de ganglion lui-même, encore plus sa suppuration, sont des complications tout à fait exceptionnelles.

Il est de règle que plusieurs ganglions, trois, quatre, six, voire même un plus grand nombre soient pris à la fois : Ricord, pour exprimer cette multiplicité des glandes atteintes dans l'adénopathie syphilitique, a dit qu'il y avait pléïade ganglionnaire. Tous les ganglions malades présentent l'indolence, le manque de phénomènes inflammatoires aigus, la résistance chondroïde, caractéristiques de l'adénopathie syphilitique ; tous sont indépendants les uns des autres, mobiles sous la peau : on dirait une agglomération de petites noisettes libres au milieu du tissu cellulaire sous-cutané. Au centre du groupe de ganglions ainsi altérés, on remarque presque toujours l'existence d'un ganglion plus volumineux que les autres ; celui-ci, d'après Ricord, n'est autre que le ganglion où se rendent directement les lymphatiques de la région malade ; il subit le premier choc du virus transporté du point où l'inoculation syphilitique a eu lieu, les autres ganglions ne sont atteints que secondairement ; le professeur Fournier a proposé de donner à ce ganglion, en premier et plus gravement atteint, le nom de ganglion anatomique ou direct.

Dans quelques cas, un seul ganglion est atteint à la suite du chancre ; mais les cas sont beaucoup plus nombreux où la pléïade est facile à relever.

Chez un certain nombre de malades, il est permis

de constater l'existence d'un cordon noueux et indolent reliant le chancre au ganglion, c'est le vaisseau par l'intermédiaire duquel s'est fait le transport du virus de l'un à l'autre.

Le ganglion syphilitique atteint en peu de jours son développement complet, il reste en cet état pendant des mois et ne reprend que très lentement son état normal ; après quatre, cinq, six mois, il est habituel qu'on en retrouve des vestiges ; il est des sujets chez qui il ne revient jamais à l'état normal. Cette résolution lente de l'adénopathie est un phénomène heureux au point de vue du diagnostic, car la constatation du ganglion tuméfié alors que le chancre a disparu, permet dans quelques cas d'affirmer un diagnostic rétrospectif et de reconstituer la région dans laquelle un chancre passé inaperçu avait eu son siège.

Chez quelques malades, le développement des ganglions devient considérable ; il se peut alors qu'au lieu de rester indépendants les uns des autres, comme le fait se passe ordinairement, ces ganglions, venus en contact serré les uns avec les autres par suite de leur tuméfaction énorme, se fondent et constituent une masse unique au milieu de laquelle il est impossible d'isoler et de distinguer chaque ganglion.

L'étude de l'adénopathie syphilitique montre qu'elle ne constitue généralement pas une complication sérieuse du chancre, elle a plus d'importance diagnostique que pronostique.

Œdèmes lymphatiques et lymphangites syphilitiques tronculaires. — Le tissu lymphatique, qui avoisine le chancre, est souvent atteint d'un certain degré d'inflammation, mais d'une inflammation subaiguë et atone comme le sont les manifestations de la syphilis en général : cette inflammation se traduit par une coloration violacée de la peau et l'œdème du tissu cellulaire sous-cutané : cet œdème peut devenir considérable dans les régions où le tissu cellulaire est lâche, et amener un véritable trouble fonctionnel : chez la femme, si le chancre repose sur la grande lèvre, celle-ci se tuméfie dans des proportions énormes, qui en font une véritable tumeur, susceptible de gêner par son volume même : les chancres des lèvres s'accompagnent souvent d'un œdème lymphatique très développé. Le chancre préputial, celui même du sillon glando-préputial, s'il est quelque peu volumineux, amène le gonflement, l'induration du prépuce, qui perd toute sa souplesse et ne peut plus être ramené en arrière du gland ; il y a formation d'un phimosis inflammatoire. Le prépuce apparaît tuméfié, bosselé, tendu, violacé ; il est dur et résistant au palper ; son orifice, rétréci et rigide, laisse à peine apercevoir le sommet du gland, quelquefois il est même impossible de rien découvrir de celui-ci. Cette inflammation subaiguë du prépuce ne s'accompagne d'aucun phénomène douloureux, ni spontané, ni provoqué : la gêne qu'elle occasionne se borne exclusivement aux inconvénients que le malade éprouve en se trouvant porteur d'une masse si volumineuse et si lourde. Par l'orifice du prépuce, il peut se faire un léger suintement séro-purulent ou sanguinolent ; à moins de complications, ce suintement est toujours peu abondant.

La consistance du prépuce ainsi tuméfié est très variable ; quelquefois il donne au doigt la sensation d'un véritable cylindre uniformément dur comme du bois; dans d'autres cas, il existe un œdème mou qui se laisse facilement déprimer par la pression du doigt, et ce n'est qu'au-dessous de celui-ci que le doigt rencontre la consistance chondroïde propre aux lésions syphilitiques. En général, le prépuce induré ne permet pas de se rendre compte de l'état des tissus qu'il recouvre, du gland; l'aspect et la dureté du prépuce permettent de porter le diagnostic de balanopostite syphilitique avec phimosis, mais ni par le palper, ni par la vue, on ne peut arriver à constater la présence du chancre sous-jacent, à en établir le siège et l'importance.

Dans quelques cas, l'inflammation partie du chancre peut s'étendre au loin, amener des indurations très étendues des grandes et des petites lèvres chez la femme, du fourreau et des bourses chez l'homme; de la lèvre supérieure ou inférieure à la bouche; ces parties tuméfiées et indurées peuvent présenter un aspect éléphantiasique.

L'inflammation des troncs lymphatiques donne naissance à la production de canaux flexueux et indurés, qui ne sont autres que les lymphatiques dont la paroi s'est épaissie et a perdu toute élasticité. Les altérations sont surtout appréciables dans la peau du fourreau et le prépuce chez l'homme; quand on saisit et fait rouler entre les doigts un pli de la peau à ce niveau, on sent des cordons durs, arrondis, noueux, indolents, qui se meuvent librement dans le tissu cellulaire qui les entoure et avec lequel ils n'ont contracté aucune adhérence; ce sont les lymphatiques malades : dans la peau du fourreau, on les rencontre surtout le long du sillon médian supérieur du corps caverneux; on peut, sur leur trajet, sentir de petites indurations nodulaires, qui sont les renflements correspondants aux valvules lymphatiques; au niveau du prépuce, ces lymphangites tronculaires présentent une disposition flexueuse et irrégulière; par places, ces flexuosités, en se serrant les unes contre les autres, forment des masses indurées qu'il serait facile de confondre avec l'induration du chancre initial. La terminaison naturelle de la lymphangite syphilitique est la guérison par résolution; Bassereau a bien signalé la possibilité de suppuration au niveau des valvules lymphatiques et la formation consécutive de fistules; Horteloup a vu une lymphangite syphilitique suppurer et s'ouvrir en laissant à sa suite une ulcération présentant tous les aspects d'un chancre initial; mais ce sont là faits tellement exceptionnels que ce n'est guère s'éloigner de la vérité que dire : « La lymphangite syphilitique se termine toujours par résolution ».

Lymphangites syphilitiques ulcéreuses précoces. — Chez quelques malades, on voit se développer successivement sur le fourreau de la verge et à la base du gland une série d'ulcérations à l'aspect chancriforme, douze, quinze, vingt quelquefois. Ces chancres présentent dans leur développement et dans leur aspect quelques caractères particuliers; ils se montrent l'un après l'autre; souvent un espace de deux ou trois jours sépare l'apparition de chacun d'eux; ce développement successif d'un nombre aussi considérable de chancres demande en général dix ou quinze jours; ils se développent souvent dans un ordre méthodique, soit d'avant en arrière sur la

surface du fourreau, soit suivant une ligne circulaire à la base du gland. Ces ulcérations sont relativement profondes ; leur bourrelet limitrophe est
très nettement dessiné ; l'induration chancreuse est
souvent peu accusée, comme du reste la chose s'observe habituellement pour les chancres du fourreau.
Un phénomène remarquable est l'égalité ordinaire
des dimensions de telles ulcérations ; leur surface
est nettement circulaire et mesure 1 centimètre
environ de diamètre : le fond est uni, la couleur
rouge jambon. Le développement de ces chancres,
contrairement à ce qui s'observe pour la plupart des
chancres syphilitiques, est accompagné de phénomènes douloureux.

Ces chancres multiples sont, d'après l'opinion de
la plupart des médecins, des chancres syphilitiques
vulgaires, et leur apparition successive trouve sa
raison d'être et son origine dans l'existence d'inoculations répétées et successives ayant présidé à
leur naissance : de tels ulcères ont été comparés
aux chancres des nourrices, chez qui les chancres
du sein sont ordinairement multiples, par suite des
inoculations multiples et successives qu'occasionne
chez elles le contact répété du sein avec la bouche
du nourrisson atteint de plaques muqueuses. Une
telle cause m'a toujours paru plus que douteuse,
car il n'y a rien de comparable entre ce qui se passe
entre les contacts quotidiens et rapprochés de la
nourrice et de son nourrisson, et le nombre de fois
que l'homme s'expose à l'inoculation syphilitique.
J'ai, du reste, publié dans mes leçons cliniques sur
les affections ulcéreuses des organes génitaux
(p. 159) l'observation d'un malade chez qui l'ex-
position au danger avait été rare, et chez qui sept

chancres se développèrent en huit jours. L'inoculation multiple peut être invoquée pour expliquer la production de deux ou trois chancres, survenant simultanément ou à des époques très rapprochées les unes des autres, présentant des caractères dissemblables suivant les régions dans lesquelles ils se développent; les chancres particulièrement nombreux, atteignant le nombre de douze, quinze et plus, se développant successivement dans un espace de temps d'une quinzaine de jours, absolument calqués les uns sur les autres, me paraissent avoir une toute autre origine; ce sont pour moi des lymphangites ulcéreuses. La possibilité de telles lymphangites a été admise de tout temps. Le professeur Fournier, parlant des ulcérations syphilitiques qui peuvent se produire au voisinage du chancre induré, a écrit : « Elles prennent exactement l'aspect d'un chancre, à ce point qu'elles ne peuvent en être distinguées et qu'il serait puéril de vouloir établir entre elles et le chancre un diagnostic différentiel vraiment impossible ou ne reposant au plus que sur des nuances qui échappent à la description. Le caractère précis de cette lésion ne peut être établi que par l'évolution pathologique et la chronologie des accidents ».

Le musée de l'hôpital du Midi renferme un moulage dû à Horteloup (n° 67) et représentant une ulcération présentant tous les caractères d'un chancre typique. Cette ulcération s'était produite au cours d'une lymphangite syphilitique du dos de la verge, suivie d'ouverture à l'extérieur; le lymphatique malade est indiqué sur la pièce.

Les ulcérations chancriformes multiples, que j'étudie en ce moment, seraient dues à des lymphangites analogues ; ainsi s'expliquerait la tendance manifeste qu'elles présentent dans un certain nombre de cas à se développer le long d'une ligne donnant bien la sensation d'un trajet vasculaire. Il est probable que de telles lymphangites siègent dans les vaisseaux superficiels et fins du réseau lymphatique. Le virus syphilitique, en se répandant du chancre dans le système lymphatique, donne naissance, dans le système canaliculé ou dans les mailles du tissu cellulaire, à des foyers inflammatoires multiples qui aboutissent à l'ulcération et constituent autant d'ulcérations chancriformes. Ces ulcérations constituent autant de jalons jetés sur la voie du virus syphilitique et nous permettant de suivre les différentes étapes de sa dissémination ; les intervalles de temps de deux ou trois jours observés entre l'apparition des différentes ulcérations chancriformes correspondent aux différents espaces de temps que le virus syphilitique met pour se rendre d'un point dans un autre du système lymphatique. On voit donc que j'admets la possibilité de lymphangites syphilitiques ulcéreuses précoces, intermédiaires entre le chancre et l'adénopathie syphilitique ; à leur développement seraient dues des ulcérations chancriformes nombreuses, prises le plus souvent pour de véritables chancres d'inoculation, et attribuées à tort à des inoculations successives. Pour plus de détails, voir mes leçons cliniques sur les affections ulcéreuses des organes génitaux. (Doin, éditeur, 1891, et *Bulletin de la Société de dermatologie française*, 1890, p. 51.)

Différents aspects du chancre syphilitique. — Le chancre peut présenter un certain nombre d'aspects différents dont la raison se trouve dans l'importance absolue et relative de son ulcération et de son induration.

Le chancre présente habituellement réunis ses deux grands caractères, l'ulcération et l'induration; les cas sont rares où l'accident primitif de la syphilis est constitué par une ulcération sans induration ou par une induration sans ulcération; il faut pourtant savoir que de tels faits se présentent de loin en loin à l'observation : la dissociation la plus fréquente est assurément l'ulcération survenant sans induration notable; cette forme de l'accident primitif n'est pas absolument rare dans le chancre génital de la femme; le professeur Hardy insistait beaucoup sur le manque d'induration du chancre génital de la vulve; chez l'homme, le manque d'induration est l'origine des chancres *épithéliaux, érythémateux, irisés, desquamatifs*: de pareils chancres se rapprochent beaucoup des érosions simples, mais en les analysant avec soin. il est rare qu'on n'y retrouve pas. à un degré plus ou moins accentué, la rougeur caractéristique, le petit bourrelet de circonvallation qui constituent les caractéristiques les plus constantes de l'accident primitif. Quelquefois il faut une analyse attentive pour distinguer la rougeur syphilitique d'autres rougeurs inflammatoires de nature différente. au milieu desquelles elle se trouve noyée; c'est ce qui arrive, par exemple, pour ce qu'on a appelé le *chancre intertrigineux*, dans lequel une érosion syphilitique quelquefois peu développée se trouve perdue au milieu d'une plaque érythémateuse étendue, semée d'érosions et survenue au niveau d'un pli naturel, d'une plaque d'intertrigo vulgaire, en un mot.

L'ulcération de l'accident primitif peut creuser

profondément, le plus souvent sous l'influence d'irritations répétées de sa surface ou du mauvais état général de la constitution du porteur; quelquefois aucune cause saisissable ne vient expliquer la tendance destructive du chancre chez des sujets aux apparences vigoureuses. En pareil cas, on voit se produire des ulcérations *cratériformes* absolument analogues à celles des gommes de la période tertiaire; il peut même se produire un de ces *phagédénismes* aux allures rapides à la suite desquels on voit disparaître la totalité ou une partie du gland chez l'homme, les petites ou les grandes lèvres chez la femme.

A côté des chancres *nains*, tellement petits, tellement fugaces que malades et même médecins les méprisent facilement, dont les dimensions peuvent ne pas égaler celles d'une lentille, il faut signaler le développement tout à fait anormal de certains chancres qui arrivent à former de véritables *tumeurs* grosses quelquefois comme une pomme (Mauriac) : ces chancres aux proportions extraordinaires peuvent se développer au niveau de la vulve, ils sont souvent des chancres extra-génitaux, du menton, des lèvres, etc.; c'est même une des raisons pour lesquelles ils ont été plus facilement pris pour des tumeurs de mauvaise nature, pour un épithélioma par exemple, par des médecins peu versés dans la connaissance du chancre syphilitique, particulièrement du chancre extra-génital.

Quelques chancres, par leur groupement insolite, peuvent amener la confusion avec des affections d'autre nature ; MM. Mauriac et Dubuc ont signalé le groupement de petits chancres nodulaires sous la forme de groupes circulaires éveillant à première vue l'idée d'un herpès plus que celui d'une lésion syphilitique (*chancre herpétiforme*). En regard de ces chancres profondément destructeurs, il convient de mettre les chancres dits *phagédéniques érosifs* superficiels par le Dr Puyo-Medina. Sous ce nom, l'auteur a décrit des chancres dont l'ulcération a une grande tendance à s'étendre en surface sans creuser en profondeur : dans ces chancres, fréquents surtout au niveau des organes génitaux de la femme, la surface seule du derme est atteinte, l'induration est à peine appréciable, l'érosion est très superficielle : on y retrouve la couleur chair musculaire ou l'enduit diphthéroïde ; la surface est unie, luisante, quelquefois finement granuleuse. les parties cutanées peuvent se recouvrir d'une croûte noirâtre. Cette érosion syphilitique occupe quelquefois de grandes étendues de la vulve, la totalité du gland, une grande portion du prépuce ; elle s'accompagne de l'adénopathie secondaire propre au chancre syphilitique. Son développement est lent ; sa guérison se fait régulièrement. J'avoue que décorer du nom de phagédénique un tel chancre, peu méchant, peu vorace dans le fond, me paraît lui faire beaucoup d'honneur et j'aurais vu avec plaisir le Dr Puyo-Medina remplacer dans sa dénomination le qualificatif de chancre phagédénique par un autre moins solennel pour qualifier une variété de chancre sans gravité, qui se fait seulement remarquer par l'étendue de l'érosion.

2° Modifications du chancre suivant son siège.

Le chancre syphilitique des *organes génitaux de l'homme* peut occuper le sillon balano-préputial, le gland, la face interne du prépuce, le frein, l'orifice du canal urinaire, le fourreau, toutes régions où l'inoculation se fait facilement à la faveur de déchirures produites pendant le coït ou d'érosions inflammatoires si communes sur ces diverses parties.

Le chancre du *sillon balano-préputial* est ordinairement coupé en deux moitiés symétriques dont l'une occupe la base du gland, et l'autre la face interne du prépuce; ces deux moitiés se recouvrent exactement l'une l'autre et se superposent comme les feuillets d'un livre; c'est le chancre en volet.

Le chancre de cette région présente souvent le mélange concentrique des colorations grise et rouge qui constitue le chancre en cocarde : il peut affecter la force ulcéreuse et creuser profondément présentant l'aspect cratériforme habituel aux gommes des périodes tardives. L'induration des chancres du sillon balano-préputial est ordinairement très accusée, très caractéristique; elle se prolonge dans l'intérieur du prépuce sous forme d'une lame épaisse et élastique, rappelant par sa forme et sa consistance le cartilage tarse de la paupière et basculant comme lui quand on ramène le prépuce en arrière.

Les chancres du *gland* sont ordinairement de petite dimension, nettement caractérisés, de forme circulaire à base très indurée; quand le prépuce ne recouvre pas le gland, les chancres de ce dernier se comportent comme ceux de la peau.

Dans quelques cas, le chancre du gland revêt la forme érosive et ambulante, il envahit une grande partie, la totalité de l'organe qui se trouve transformée en une surface rouge, exulcérée qui pourrait, à première vue, en imposer pour une balanite exulcérée, n'était la coloration foncée de la rougeur, la surélévation en léger bourrelet du bord, l'intensité de l'adénopathie concomitante, une certaine dureté parcheminée de la surface de l'organe. M. Mauriac a signalé la fréquence à ce niveau du chancre nain en général et de petits chancres réunis en groupes herpétiformes. A la base, il n'est pas absolument rare de rencontrer ces chancres à induration considérable, qui s'ulcèrent et se mortifient à un moment donné comme le ferait une gomme et qui amènent des destructions considérables du gland.

Le chancre du *frein* convertit celui-ci en un plateau dur, plus ou moins large, d'un rouge foncé, qui gêne considérablement les mouvements du prépuce.

Les chancres de la *face interne du prépuce* sont le plus souvent nettement caractérisés comme couleur et comme induration ; leurs dimensions excèdent rarement celles d'une pièce de cinquante centimes : ils font une saillie marquée au-dessus des parties voisines, ce qui est dû à la souplesse des tissus au milieu desquels la masse dure se trouve enchâssée : Le phimosis est fréquent avec pareille localisation de l'accident primitif, le prépuce est parcouru par des traînées et des plaques de lymphangite syphilitique au milieu desquelles il est souvent difficile de discerner par le palper la plaque d'induration primitive ; le prépuce tout entier peut être envahi par une induration diffuse, ligneuse, qui lui enlève toute souplesse et le convertit en un cylindre rigide à travers lequel il est impossible de sentir le gland.

Le chancre du *limbe* se perd dans les plis du prépuce et affecte la forme du chancre fissuraire ; il donne aux doigts, qui le saisissent, la sensation d'un pois ou d'une lentille placés dans l'intérieur du prépuce et s'accompagne ordinairement de phimosis.

Le chancre, placé à l'extérieur, sur le bord même du limbe, est très souvent un chancre érosif remarquable par l'éclat de sa coloration rouge et le peu d'épaisseur de son induration.

Le chancre du *fourreau* présente, dans la plupart des cas, la forme ecthymateuse; il est recouvert d'une croûte épaisse jaunâtre ou brunâtre; ses dimensions sont relativement considérables; sa forme, volontiers ovoïde et commandée par les plis transversaux de la peau au fond desquels il prend naissance. En faisant tomber la croûte, on met à découvert ou une érosion rouge foncé recouverte d'un léger enduit diphthéroïde, ou une ulcération assez profonde et qui, pour un œil peu expérimenté, serait facilement prise pour un chancre simple, car, vers la base du fourreau surtout, la tendance ulcéreuse est très accusée; mais les bords ne sont pas décollés et il est bien rare que, sur un point de la circonférence tout au moins, ils ne présentent cette disposition en pente douce caractéristique du chancre syphilitique.

Le chancre *uréthral* est la cause fréquente d'erreurs de diagnostic; il passe facilement inconnu ou est pris pour une blennorrhagie. Qu'il naisse à l'entrée de l'urèthre ou dans la profondeur de la fosse naviculaire, le chancre de l'urèthre vient presque toujours, à un moment donné, se présenter au niveau du méat. En ce moment, les lèvres de celui-ci apparaissent tendues, tuméfiées, saillantes au-dessus des parties environnantes; l'apparence du méat, dans ces conditions, a été comparée à celle du col d'un utérus vierge. Son aspect est sec et brillant; sa couleur, rouge sombre. Au palper l'extrémité du gland a perdu toute souplesse; saisie entre les doigts, elle donne au doigt une sensation rappelant assez bien celle que donnerait une noisette ; les lèvres du méat sont rigides : elles ne s'affaissent plus sous la pression des doigts : il ne survit plus entre elles qu'un orifice plus ou moins rétréci à travers lequel l'urine s'écoule quelquefois très difficilement : souvent une petite hémorrhagie se produit au moment où l'on comprime l'urèthre et une gouttelette de sang apparaît à l'extérieur. A travers cet orifice minuscule, on arrive quelquefois à distinguer dans l'entrée de l'urèthre la couleur rouge sombre de l'ulcération chancreuse. Le chancre n'occupe pas toujours toute la périphérie du méat ; il peut n'en occuper qu'une des lèvres.

En arrière du méat, on peut sentir l'urèthre converti en un tube arrondi et rigide donnant la sensation d'un tuyau de plume, cette induration s'arrête généralement au niveau de la fosse naviculaire, mais elle peut s'étendre beaucoup plus loin. L'induration syphilitique se distingue des indurations inflammatoires ordinaires par sa dureté beaucoup plus grande, par ses limites plus tranchées et plus abruptes : elle n'est pas englobée au milieu d'un œdème inflammatoire diffus.

Le chancre du méat urinaire ou de l'urèthre s'accompagne de l'écoulement spontané d'une sérosité jaunâtre, transparente, visqueuse, au milieu de laquelle flotte habituellement un filament muco-purulent, à laquelle vient se mélanger de loin en loin une certaine quantité de sang ; rarement l'écoulement est purulent. Cet écoulement diffère des écoulements inflammatoires par l'absence de sensations douloureuses soit spontanées, soit au moment de la miction urinaire : celle-ci peut être rendue très difficile par le rétrécissement du canal qui, chez quelques malades, arrive à être véritablement filiforme.

Le chancre de l'urèthre occupe ordinairement l'entrée de celui-ci et siège au niveau du méat ou tout au moins en avant de la fosse naviculaire ; j'ai eu cependant l'occasion d'observer un chancre nettement localisé à 2 centimètres en arrière de celle-ci (pour plus de détails, voir mes leçons cliniques sur les affections ulcéreuses des organes génitaux chez l'homme. Doin éditeur, p. 25). Bertheley-Hill a publié l'observation d'un malade dont le chancre placé à 7 centimètres et demi du méat s'était, à un moment donné, accompagné d'une infiltration diffuse qui occupait presque toute l'étendue du corps spongieux.

Pour qui soupçonne la possibilité d'un chancre syphilitique, le diagnostic est généralement facile ; mais pour qui accepte, sans grand contrôle, l'existence d'un écoulement blennorrhagique pour tout client qui lui en a fait la déclaration, et ne cherche pas à constater *de visu*, l'erreur est à peu près inévitable. C'est pour cette raison que le médecin doit s'enquérir avec soin auprès de tout malade qui se présente à lui comme blennorrhagique si l'écoulement est abondant, s'il se mélange facilement d'une petite quantité de sang ; il doit regarder, il doit palper le canal, et cela avec d'autant plus de soin que l'écoulement sera abondant, qu'il se mélangera de sang, qu'il ne sera pas franchement purulent.

Les chancres du *pubis* sont en général recouverts d'une croûte épaisse, brun foncé qui agglutine les poils dont il est difficile de la détacher ; l'ulcération, que cette croûte recouvre, est relativement profonde ; sa base est peu indurée ; sa suppuration abondante ; son aspect peut se rapprocher beaucoup de celui du chancre simple. Le chancre des *bourses* est d'ordinaire nettement caractérisé, surélevé ; celui de la région *suspubienne* atteint des dimensions considérables et prend une forme ovalaire ; il est excavé en godet et présente habituellement la coloration en cocarde ; son caractère le plus particulier est l'étendue tout à fait exceptionnelle de ses dimensions.

Chez la femme, le chancre syphilitique peut occuper tous les points de la *vulve*, grandes et petites lèvres, fourchette, méat, clitoris, mont de Vénus.

L'induration est souvent beaucoup moins accusée que dans d'autres régions ; le professeur Hardy se plaisait à insister sur ce manque d'induration du chancre de la femme et sur sa confusion facile avec le chancre simple ; l'induration est cependant très nette dans nombre de cas.

Grâce à son indolence, le chancre vulvaire passe facilement inaperçu de la malade. Son évolution est la plupart du temps rapide, sa durée éphémère.

Sur les *petites lèvres*, l'érosion de l'accident primitif reste volontiers superficielle, reconnaissable surtout par sa couleur caractéristique ; souvent elle s'entoure d'une zone étendue d'œdème dur ; la lèvre sur laquelle elle repose s'hypertrophie, devient d'une dureté cartilagineuse, fait saillie entre les grandes lèvres ; d'autres fois, le chancre forme un plateau induré, suspendu au bord libre de la lèvre ; on peut le voir revêtir la forme superficielle et érosive et former une simple érosion rouge foncé à la surface de la petite lèvre.

Sur les *grandes lèvres*, le chancre syphilitique a, dans la plupart des cas, ses caractères très accusés :

la forme est nettement arrondie ; l'induration très
prononcée ; la coloration en cocarde ; sur la face
externe, au niveau des poils, le chancre se recouvre
d'une croûte épaisse et revêt l'aspect ecthymateux.
La grande lèvre malade peut être considérablement
tuméfiée et prendre un aspect éléphantiasique.

Le chancre de la *fourchette* est fissuraire, en volet,
induré ; on retrouve dans les parties centrales de sa
surface la coloration rouge brun caractéristique : sa
situation spéciale, la tuméfaction des parties sur lesquelles il repose, lui donnent une apparence de profondeur plus apparente que réelle.

Les chancres du *clitoris* et du *capuchon* s'entourent
d'une zone d'induration très développée qui leur
donne des aspects de tumeur. Le chancre du méat
et de l'urèthre donne naissance à la production d'une
tumeur cylindrique du volume d'un gros manche de
porte-plume, d'une dureté chondroïde, au milieu
de laquelle on aperçoit l'orifice de l'urèthre rétréci
et présentant parfois, d'une façon très nette, la coloration rouge caractéristique. Le manchon d'induration se prolonge plus ou moins loin dans l'urèthre.
La durée d'un tel chancre est ordinairement très
longue.

Le chancre du *vagin* est une rareté pathologique ;
le chancre du *col de l'utérus* a fait l'objet d'une
étude spéciale du docteur Schwartz (Thèse de Paris,
1875).

Le chancre du col utérin est loin d'être rare ; il
peut occuper l'orifice même du col ou siéger sur une
des lèvres, et, en pareil cas, il se développe de préférence sur la lèvre postérieure. Le chancre de
l'orifice peut n'occuper qu'une des lèvres ou les deux
à la fois ; il devient, dans quelques cas, circulaire ;

il se prolonge d'habitude dans l'intérieur de la cavité cervicale. L'existence du chancre à l'intérieur même de la cavité de l'utérus, n'a pas été, que je sache, démontrée d'une façon certaine.

Le chancre syphilitique du col est presque toujours unique. Quand il siège sur une des lèvres, en dehors du col, il est circulaire ou ovalaire : au niveau du col il forme, au centre de celui-ci, une ulcération plus ou moins étendue et susceptible d'occuper tout le pourtour du col ; ses dimensions ne sont habituellement pas considérables, elles dépassent rarement celles d'une amande, d'un noyau d'abricot A ses débuts, le chancre se présente sous la forme d'une érosion superficielle et, plus tard, par suite de l'infiltration des tissus, celle-ci se surélève et la lésion se présente sous forme d'une érosion occupant le sommet d'une papule aplatie. Cette érosion est lisse et unie, de couleur grise et lardacée, ou jaunâtre, quelquefois pointillée de petits points rougeâtres. C'est le chancre des muqueuses avec son enduit diphthéroïde. Au pourtour de l'enduit diphthéroïde, il est habituel de voir un anneau de couleur rouge plus ou moins foncée, qui rappelle le chancre en cocarde des parties découvertes. Les bords de l'ulcération, quand celle-ci est déprimée, se continuent en pente douce et d'une façon insensible, sans ressaut, avec les tissus avoisinants. Ces ulcérations chancreuses se distinguent des ulcérations inflammatoires ordinaires du col par la quantité tout à fait insignifiante des liquides qu'elles sécrètent et par leur indolence absolue.

Le toucher du col ne donne le plus souvent à la pulpe du doigt explorateur que des sensations insignifiantes ; cependant le professeur Fournier a montré qu'il était possible de relever chez certaines malades une induration chondroïde diffuse de l'organe : Bennett, Ricord, ont signalé des indurations nodulaires plus ou moins volumineuses de l'une ou l'autre lèvre ; le docteur Schwartz a pu aussi constater d'une façon très nette l'induration du chancre syphilitique du col utérin.

Une particularité du chancre syphilitique du col est la rapidité extraordinaire avec laquelle il se cicatrise : c'est un fait sur lequel a insisté le professeur Fournier. En quelques jours, un chancre syphilitique du col perd ses aspects caractéristiques pour prendre celui d'une ulcération banale, dont la cicatrisation complète ne tarde pas à se faire. L'état de grossesse retarde la cicatrisation.

D'après le professeur Rollet, l'adénopathie, satellite du chancre syphilitique du col occuperait de préférence les ganglions du pli de l'aine situés en dedans de la ligne des vaisseaux fémoraux. L'histoire des adénopathies satellites des chancres de l'utérus demanderait à être nettement déterminée et leurs localisations précisées, remises d'accord avec les notions que nous possédons actuellement sur l'appareil lymphatique de l'utérus.

Le *chancre anal* est perdu dans les plis radiés de l'anus et ne s'aperçoit nettement que quand on a pris soin d'étaler ceux-ci ; il se présente sous forme d'une rhagade plus ou moins étendue, de couleur sombre, à base indurée, à bords surélevés, à centre rouge foncé. Il se distingue des autres érosions anales par son indolence. La nature d'un chancre développé à la surface d'une hémorrhoïde passerait facilement inaperçue si nous n'avions, pour nous guider, sa forme arrondie, sa couleur particulière, l'induration de sa base, l'adénopathie concomitante. Les chancres qui occupent la partie supérieure de l'anus, nécessitent quelquefois l'emploi du spéculum rectal pour arriver à un diagnostic certain.

L'adénopathie des chancres anaux et périanaux occupe les ganglions placés à la partie interne du pli de l'aine, au-dessous du pli inguinal.

Le chancre du rectum échappe souvent à l'observation : sa situation fait qu'il échappe à la vue et son induration est difficile à percevoir ; le diagnostic ne peut être fait qu'à l'aide du spéculum ani. On l'a accusé de pouvoir amener le rétrécissement cicatriciel du rectum.

Le *chancre périanal*, développé en dehors de la zone des plis radiés, présente les caractères nets du chancre syphilitique ; il est généralement surélevé, bombé, condylomateux ; il se distingue des plaques muqueuses vulgaires par sa forme nettement arrondie, par la disposition en plateau de son sommet, par son revêtement diphthéroïde ou sa couleur rouge caractéristique, par la dureté chondroïde de sa base. Il peut être perdu au milieu d'une zone inflammatoire d'intertrigo.

Les chancres de la *face* sont assez fréquents.

Les chancres du *menton* sont, dans la plupart des cas, volumineux ; ils érodent le menton dans une large surface, mais sans acquérir grande profondeur ; leur surface est recouverte d'une croûte jaune brûnâtre, quelquefois impetiginiforme, adhérente aux poils de la barbe chez l'homme. Leur base peut s'infiltrer dans des proportions considérables et amener une tuméfaction énorme du menton. Malgré leur développement excessif, ces chancres ne laissent généralement pas de cicatrice appréciable après leur guérison.

Le chancre de la *muqueuse palpébrale* se présente avec l'induration, la forme arrondie, l'enduit diphthéroïde qui appartiennent aux chancres des muqueuses. Il s'entoure d'une infiltration inflammatoire de la muqueuse qui se prolonge sur la muqueuse du globe oculaire et peut en partie masquer le chancre. La kératite, l'iritis, peuvent survenir comme complications ; il y a tuméfaction indolente du ganglion préauriculaire. Les chancres palpébraux sont, dans la plupart des cas, consécutifs à la projection sur la muqueuse palpébrale de la salive de sujets atteints de plaques muqueuses, il menace le médecin qui, en examinant la bouche d'un sujet atteint de lésions syphilitiques, ne se méfie pas et ne se garde pas de cette projection de la salive dans l'œil, au moment surtout où il se sert de l'abaisse-langue.

Le chancre des *gencives* se présente généralement sous forme d'une petite érosion semilunaire occupant le bord libre. La gencive est tuméfiée, recouverte d'un enduit diphthéroïde, ou présentant la coloration rouge caractéristique. L'attention est appelée sur la nature de la lésion surtout par sa longue durée et par l'adénopathie sous-maxillaire coexistante.

Le chancre des *lèvres* peut occuper la lèvre supérieure, la lèvre inférieure, les commissures ; il serait à peu près aussi fréquent à l'une et l'autre lèvre chez l'homme, plus fréquent à la lèvre inférieure chez la femme. Les chancres de la lèvre sont volontiers volumineux ; c'est une des régions où l'accident initial de la syphilis présente ses plus grandes dimensions, où la base d'induration arrive quelquefois à être si volumineuse que la lésion constitue une véritable petite tumeur globuleuse susceptible d'acquérir le volume d'une pomme d'api. Au niveau des commissures, l'ulcération chancreuse se présente souvent sous la forme fissuraire ; sur le reste des lèvres, elle affecte la forme plate, bombée, est nettement arrondie ; elle est recouverte d'une croûte noirâtre, dans la partie cutanée des lèvres, d'un enduit diphthéroïde dans la partie muqueuse. Quand on fait tomber la croûte ou si on arrache le revêtement diphthéroïde, la surface du chancre apparaît avec sa couleur rouge caractéristique et saigne facilement, laissant sourdre ce sang rouge brunâtre qui appartient au chancre syphilitique. Ce chancre peut quelquefois devenir phagédénique. Le fonctionnement de la lèvre peut être gêné par la sensibilité que les mouvements éveillent au niveau du chancre ou par l'infiltration inflammatoire qui s'étend quelquefois, à une assez grande distance du chancre et immobilise la lèvre. Les ganglions sous-maxillaires, sont tuméfiés, souvent dans des proportions considérables.

Le chancre syphilitique de la partie cutanée du nez, des ailes, du dos, des sillons du nez se présente avec les caractères ordinaires ; le chancre de la muqueuse passe facilement inaperçu.

Le chancre syphilitique de la *langue* occupe presque toujours la moitié antérieure, de préférence le dos de l'organe, puis les bords ou la pointe. Il peut se présenter sous la forme d'une érosion plate, lisse, recouverte d'un enduit diphthéroïde ou de couleur rouge sombre ; cette érosion est surélevée au-dessus des parties avoisinantes, par suite de l'induration de sa base ; celle-ci est, en effet, dans la plupart des cas, très nette. La forme est arrondie ou légèrement ovalaire ; les dimensions sont peu considérables ; le diamètre, d'un ou deux centimètres. Cette érosion est indolente et ne devient guère sensible qu'au contact des aliments durs ou très épicés, des liquides alcooliques concentrés. Chez quelques malades, le chancre prend une forme ulcéreuse ; le médecin se trouve alors en présence d'une ulcération irrégulière, fongueuse, rappelant quelque peu les gommes ulcérées ; la base de tels chancres est fortement indurée.

Les ganglions malades sont les ganglions sus-hyoïdiens placés au niveau des grandes cornes de l'os hyoïde, quelquefois les ganglions sous-maxillaires placés plus avant. En cas de chancre de la pointe, le ganglion malade siège derrière le menton, au niveau des apophyses géni (Fournier).

Chancre de l'amygdale. — Le chancre syphilitique de l'amygdale est loin d'être une affection rare ; d'après une statistique récente du docteur Duncan-Bulkley, sur deux mille chancres syphilitiques, il y aurait cent onze chancres extra-génitaux, dont quinze chancres de l'amygdale ; la fréquence des érosions des amygdales, le contact intime des liquides et du bol alimentaire avec elles au moment de la déglutition expliqueraient l'inoculation facile du virus syphilitique à leur niveau.

L'amygdale, atteinte de chancre syphilitique, apparaît en général tuméfiée, saillante, dure, convertie en un plateau recouvert d'une couche pseudomembraneuse plus ou moins épaisse, grisâtre, lardacée. C'est, en effet, une des propriétés du chancre syphilitique de l'amgydale de se recouvrir d'un enduit diphthéroïde qui peut donner à l'organe les apparences complètes d'une angine diphthéritique vraie. La fausse membrane recouvre une grande partie ou toute la surface de l'organe; elle est épaisse, consistante et très adhérente aux tissus sous-jacents : la partie de l'amygdale sur laquelle elle repose, est généralement convertie en une surface plane, en un véritable plateau de même dimension que la fausse membrane. En détachant la fausse membrane, soit avec des pinces, soit par une friction énergique, on met à découvert une surface érodée, saignante, de couleur rouge foncé : le gonflement des parties environnantes donne à cette érosion une apparence de profondeur plus apparente que réelle.

Au début de la lésion, la fausse membrane peut être très petite, l'ulcération très peu étendue ; mais celle-ci repose déjà sur une base dure, ses bords sont saillants et nets, sa profondeur est minime. Ce n'est qu'exceptionnellement qu'on peut assister à cette période de début ; l'affection est encore alors peu douloureuse, peu gênante, et le malade ne songe pas à aller consulter le médecin à moins qu'il n'ait des raisons sérieuses de craindre avoir contracté une syphilis buccale.

Les piliers, le pourtour de l'amygdale sont tuméfiés, infiltrés, épaissis, d'un rouge foncé et brillant, résistants et élastiques au toucher; le toucher de l'amygdale et des tissus environnants donne au doigt la sensation d'une tumeur de dureté très accusée, ligneuse, pierreuse, que l'épithélioma seul arrive parfois à atteindre.

L'amygdale tuméfiée peut s'avancer jusqu'au niveau de la luette, se mettre en contact avec elle, la repousser, venir en contact avec la paroi postérieure du pharynx.

Le chancre de l'amygdale s'accompagne d'une sensibilité très vive du pharynx; les sensations douloureuses sont éveillées ou accrues par les mouvements de la déglutition; chez quelques malades, on observe les phénomènes caractéristiques de l'oblitération de la trompe d'Eustache, bruissements d'oreille, surdité. Il est bien rare que les phénomènes douloureux fassent complètement défaut. Quand vous cherchez à établir le diagnostic rétrospectif chez un malade à qui le chancre a échappé et qui vient consulter pour des accidents secondaires, quand vous soupçonnez la possibilité d'un chancre amygdalien et que vous orientez votre interrogatoire dans cette direction, il est bien rare que le malade ne vous déclare pas avoir eu de vives souffrances du côté de la gorge quelques semaines auparavant, avoir éprouvé pendant quelque temps de la gêne de la déglutition, à l'époque où le chancre a dû exister : si la douleur n'a pas été assez violente pour obliger le patient à aller consulter un médecin, elle a été pour le moins assez vive pour qu'il en ait conservé très nettement le souvenir.

Le chancre de l'amygdale n'occupe ordinairement qu'une seule tonsille, ce qui constitue un phénomène important au point de vue de son diagnostic avec les grandes affections diphthériques. Mon collègue Mauriac a cependant vu les deux amygdales prises simultanément chez un même malade. L'amygdale droite est sensiblement plus souvent que la gauche le siège du mal.

Des symptômes généraux d'une certaine gravité, une anémie plus ou moins accentuée, la dépression des forces, une lassitude extrême, la pâleur de la face, la fièvre peuvent, surtout chez la femme, accompagner le chancre de l'amygdale.

Au-dessous de la branche transverse du maxillaire inférieur, on peut sentir un ou deux ganglions durs, lisses, indolents, tuméfiés : la tuméfaction des ganglions est généralement assez développée pour qu'ils forment sous la peau une saillie visible à distance.

La fausse membrane persiste pendant deux ou trois semaines; au moment où elle se détache, l'amygdale apparaît encore ulcérée ou déjà cicatrisée. L'induration de l'amygdale et des tissus environnants persiste quelque temps et disparaît progressivement. Elle n'est généralement pas encore complètement disparue, quand les éruptions secondaires font leur apparition : ce sont souvent elles qui appellent l'attention sur la nature d'une amygdalite chancreuse dont la véritable cause n'avait même pas été soupçonnée. Les plaques muqueuses peuvent succéder sur place au chancre amygdalien diphthéroïde.

D'après le docteur Duncan-Bulkley, les syphilis d'origine amygdalienne seraient particulièrement graves; cet auteur rapporte plusieurs cas de mort survenues à la suite de syphilis ayant eu un tel début : ces syphilis se feraient remarquer par la précocité, l'abondance et la gravité des éruptions du cuir chevelu et de la face, par la production facile d'accidents cérébraux. Les faits, que j'ai eu l'occasion d'observer, ne me paraissent pas confirmer absolument un pronostic aussi grave.

La fausse membrane du chancre syphilitique se distinguerait, d'après M. Mauriac, de la fausse membrane diphthéritique vraie par l'absence des boules de Bolderew, ces dernières étant dues à la transformation colloïde des cellules épithéliales. Les professeurs Cornil et Leloir déclarent la structure des fausses membranes de la syphilis et de la diphthérie identiques. Elles seraient constituées principalement par des cellules lymphatiques, des cellules épithéliales transformées en minces lamelles et des cellules crénelées de Malpighi disséminées au milieu d'une substance fibrillaire analogue à de la fibrine, se gonflant comme elle et pâlissant sous l'action de l'acide acétique.

Il semble, au point de vue anatomo-pathologique que le processus qui conduit à la diphthérisation du chancre ne soit que l'exagération de celui qui aboutit à la formation du chancre ou de la plaque muqueuse ; c'est ainsi qu'on a pu dire que la couenne du chancre amygdalien était l'analogue de la croûte qui revêt le chancre cutané ; au-dessous de l'une comme de l'autre, on trouve le derme de la muqueuse et le derme de la peau mis à nu.

Le docteur Boulloche pense que c'est plutôt à une infection surajoutée qu'il faut attribuer la diapédèse des globules blancs et la transsudation de la fibrine. Ainsi s'expliqueraient la rareté relative, pour lui des formes pseudomembraneuses de la syphilis buccopharyngée, l'élévation de température et les troubles de la santé générale qui, dans l'immense majorité des cas, marquent le début des angines syphilitiques à fausses membranes.... La fausse membrane est regardée généralement comme n'ayant rien de spécifique histologiquement : ce n'est qu'une variété particulière d'inflammation accompagnée de la production d'un exsudat qui se dépose sur la muqueuse en produisant alors sa nécrose.

M. Boulloche a eu l'occasion d'étudier au point de vue bactériologique une fausse membrane recueillie sur un malade qui présentait sur l'amygdale gauche une fausse membrane épaisse de deux à trois millimètres, assez difficile à détacher, identique d'aspect à la fausse membrane diphtérique. Elle recouvrait un chancre syphilitique des plus nets, accompagné du bubon caractéristique et suivi d'une roséole absolument typique. La fausse membrane fut ensemencée deux fois; on y trouva des cocci, des streptocoques et des bacilles dont les colonies étaient fort peu nombreuses, ayant tous les caractères du bacille de Löffler, mais s'en distinguant par ce fait qu'elles ne produisaient pas de fausses membranes chez les cobayes.

Pour M. Boulloche, il paraît démontré, pour la syphilis, — comme, d'ailleurs, pour la scarlatine et la rougeole — que ce n'est pas l'agent encore inconnu de la maladie qui produit l'exsudat pseudo-membraneux, mais des bactéries dont l'étude détaillée est encore à faire, qui trouvent sur la muqueuse dénudée un milieu favorable à leur développement. J'avoue que je n'oserai suivre dans ses conclusions mon savant confrère; l'apparence diphthéroïde me paraît inhérente au développement même du chancre syphilitique : chaque fois que celui-ci se développe à la surface d'une muqueuse, voire même dans une région humide de la peau, il nous apparaît recouvert de son enduit diphthéroïde :

qu'un chancre de la lèvre se développe à la fois sur la partie cutanée et sur la partie muqueuse de celle-ci, la portion du chancre développée sur la peau apparaîtra recouverte de sa croûte caractéristique; la partie située sur la muqueuse sera recouverte de son enduit diphthéroïde; le chancre de la muqueuse palpébrale est recouvert aussi d'un enduit diphthéroïde; le chancre en cocarde lui-même n'est autre chose qu'un chancre aux parties centrales diphthéroïdes. Partout où la peau est humide, sur toutes les muqueuses, il est de l'essence du chancre de se recouvrir d'un enduit diphthéroïde; les frottements répétés peuvent seuls l'empêcher de réaliser cette tendance naturelle. C'est cette tendance constante du chancre à devenir diphthéroïde au niveau des muqueuses qui me fait penser qu'il renferme en lui-même la propriété de produire la membrane diphthéroïde et qu'il n'a pas besoin de l'aller chercher dans une infection secondaire comme le docteur Boulloche serait tenté de l'admettre. Il faut du reste remarquer que la tendance diphthérisante reste toujours limitée au territoire même du chancre; la fausse membrane n'occupe exactement que la surface de celui-ci, elle n'en dépasse pas les limites, ce qui semble encore indiquer que c'est bien le chancre qui commande la production diphthéroïde.

Le chancre syphilitique de l'amygdale a pu être pris pour une angine gangréneuse quand l'enduit diphthéroïde foncé et noir se détache sous forme d'une plaque aux apparences gangréneuses, surtout si l'ulcération se présente avec une certaine profondeur, irrégulière et anfractueuse.

Dans quelques cas, la profondeur et l'irrégularité de la surface peuvent donner l'idée d'une gomme, si on n'a pas assisté aux premiers temps de l'affection, mais l'interrogatoire du malade, le développement souvent considérable des ganglions, l'apparition des accidents secondaires éclairent sur la nature exacte des accidents.

Le chancre de l'amygdale a été un certain nombre de fois pris pour un épithélioma et il faut avouer que la forme de la tumeur, sa dureté, son aspect parfois gris et pultacé, son saignement facile, l'adénopathie, compagne habituelle de l'une et de l'autre affection justifient jusqu'à un certain point l'erreur, surtout si le chancre est survenu chez une personne d'un âge avancé. Dans le cas de chancre, la surface est cependant plus régulière, moins saignante; l'affection est plus nettement amygdalienne; la surface de la tumeur et celle des parties avoisinantes, piliers, luette, est lisse, rouge vif, brillante : les modifications ultérieures, heureuses ou malheureuses de la lésion ne tarderont pas à éclaircir le diagnostic, quand on pourra suivre le malade, de même aussi l'apparition des accidents secondaires.

Le professeur Brouardel a observé un malade chez qui le diagnostic resta plusieurs jours hésitant entre un chancre syphilitique et une ulcération tuberculeuse de l'amygdale.

Les causes du chancre de l'amygdale rentrent dans les causes habituelles des chancres de la cavité buccale, des lèvres, de la langue; le virus syphilitique, après avoir franchi les lèvres et la langue sans s'y implanter, vient heurter l'amygdale au moment de la déglutition et s'inocule au niveau d'une des érosions si fréquentes sur cet organe.

Le chancre de la cavité buccale appartient souvent au chapitre de ce que le professeur Fournier a appelé la syphilis insontium, c'est-à-dire qu'il naît maintes fois en dehors de tout acte vénérien. On l'a vu survenir chez des femmes qui avaient amorcé le biberon d'un enfant hérédo-syphilitique, chez une personne qui avait achevé de sucer une dragée commencée par un sujet syphilitique (Hardy). Tout le monde sait combien souvent la syphilis buccale a été acquise en se servant de la fourchette, du verre, de la pipe d'un sujet syphilitique. Dunkan-Bulkley signale comme cause possible l'emploi d'un gobelet public ; j'ai vu une jeune fille atteinte de chancre de la lèvre un mois après avoir bu à une fontaine Wallace et chez qui il fut impossible de trouver une autre explication à l'inoculation syphilitique. La syphilis buccale est très fréquente en Norvège ; le docteur Bœck attribue sa fréquence à l'habitude qu'ont les familles pauvres du pays de ne se servir que d'une seule cuillère, que d'une seule fourchette pour toute la famille prendre son repas. Comme toutes les syphilis contractées accidentellement, la syphilis buccale n'a pas d'âge ; l'enfance, l'âge adulte, la vieillesse fournissent leur contingent aux statistiques.

Chancres des doigts, de la main. — Dans une statistique du professeur Fournier (*Semaine médicale*, 1895) reposant sur l'observation d'une dizaine de mille chancres, les chancres syphilitiques de la main et des doigts ne figurent que pour le chiffre de 49. C'est là, on le voit, une proportion très peu élevée, c'est environ un chancre du doigt ou de la main pour 200 contaminations syphilitiques ; dans la statistique de Dunkan-Bulkley, la proportion est un peu plus élevée, elle est de quatorze sur un total de deux mille cas. Les chancres de la main et du doigt sont relativement rares, c'est cependant un accident avec lequel il y a lieu de c om pter.

Cet accident présente un intérêt tout particulier pour le médecin ; on l'observe, en effet, très fréquemment chez lui ; le médecin est, de par sa profession, très exposé à le contracter. Le professeur Fournier, étudiant les conditions dans lesquelles le chancre des mains survient, les range en trois grandes classes, dans lesquelles il est possible de faire rentrer presque tous les cas connus :

A. Par contamination médicale ;
B. Par contamination vénérienne ;
C. Par morsure.

Le dernier groupe est de beaucoup le moins important ; les deux premiers figurent dans des proportions à peu près égales dans les statistiques. C'est chose effrayante de voir le nombre considérable de médecins atteints de chancre du doigt ; il n'en est guère parmi nous, en dehors même de ceux à la consultation desquels une étude particulière de la syphilis amène ces malheureuses victimes de la profession, qui ne connaisse quelque ami, quelque confrère ayant contracté la syphilis par le doigt.

Sur un total de 49 chancres de la main ou des doigts observés par lui, le professeur Fournier relève un chiffre de trente rencontrés chez des médecins qui les avaient contractés médicalement dans l'exercice de leur profession. Voici comment ces faits se répartissent : 20 sur des médecins ou des chirurgiens, 4 sur des médecins s'occupant plus spécialement d'accouchements, 2 sur des élèves en médecine attachés à des services spéciaux de syphiligraphie, 1 sur un étudiant en médecine, 5 sur des sages-femmes.

L'inoculation peut se faire dans des conditions différentes; les médecins attachés à des services spéciaux dans lesquels sont traités des sujets syphilitiques sont plus exposés que d'autres à l'infection; en contact constant avec le danger, ils finissent quelquefois par être atteints; mais sachant ce qui les menace, ils prennent des précautions et arrivent habituellement à éviter toute inoculation syphilitique.

C'est bien plus souvent au contact de plaques muqueuses de la vulve que le chancre médical des doigts est contracté; c'est un accoucheur, c'est une sage-femme qui, obligé à intervenir chez une malade atteinte de syphilis, contracte la maladie malgré les précautions qu'il peut prendre; c'est un médecin qui, pratiquant le toucher vaginal chez une malade qu'il ne sait pas atteinte de syphilis, ne prend aucune précaution et est tout surpris un mois après de voir survenir au doigt un bobo dont souvent il ne soupçonne même pas dès l'abord la gravité et qui n'est autre qu'un chancre syphilitique. Les contaminations d'origine vénérienne ne nous arrêteront pas; dans les contaminations de ce genre, c'est le plus souvent le doigt médius qui est affecté et, comme le dit le professeur Fournier, il a ses raisons pour cela.

Le chancre des mains consécutif à une morsure est dans un certain milieu beaucoup plus commun qu'on ne le pense généralement. C'est habituellement à la suite d'une rixe que l'accident se produit; il est dans les habitudes dans un certain monde, surtout aux environs des barrières, que le plus faible des lutteurs, pour regagner du terrain, morde à la main son adversaire et si par hasard il se trouve avoir des plaques muqueuses de la bouche, il inocule la syphilis à celui-ci. La plaie consécutive à la morsure se cicatrise dans des conditions normales et, un mois après la morsure, on voit se développer à son niveau l'induration et l'érosion syphilitiques.

Les trois groupes étiologiques que nous venons d'énumérer comprennent l'immense majorité des cas de chancres de la main ou des doigts; il en est cependant un certain nombre qui relèvent de causes absolument différentes : c'est ainsi qu'on a pu incriminer comme cause de l'accident le maniement de linges contaminés par un sujet syphilitique, une piqûre faite avec une épingle ayant servi à un syphilitique, l'action de s'être fait sucer une plaie du doigt par un sujet syphilitique.

La porte d'entrée du virus syphilitique dans les premières classes du professeur Fournier est un traumatisme souvent de peu d'importance. une gerçure insignifiante, une éruption phéniquée, etc. Il est pour le moins discutable que le virus syphilitique puisse faire son chemin à travers un épiderme sain.

Le chancre de la main s'observe de beaucoup le plus souvent au niveau du doigt : la statistique du professeur Fournier donne les chiffres suivants :

75 chancres du doigt ;
12 chancres du métacarpe ;
1 chancre du poignet.

Le chancre du métacarpe affecte presque exclusivement la face dorsale : ceux des doigts peuvent occuper la face dorsale, la pulpe, mais le plus souvent c'est au niveau du pli unguéal qu'on les voit se développer; l'index est le doigt le plus souvent atteint, après lui viennent le médius et le pouce; le petit doigt n'est qu'exceptionnellement atteint.

D'après M. Taylor, le chancre du doigt peut se présenter sous quatre aspects différents, de papules ou de tubercules, de nodule ulcéré, de chancres fongueux, de panaris.

Le professeur Fournier reconnaît des formes classiques et des formes spéciales à la région. Les formes ordinaires sont la forme superficielle, érosive, et la forme ulcéreuse.

La forme érosive est caractérisée par la production d'une érosion superficielle, sans bords abrupts, se continuant de plain-pied avec les téguments ou même faisant un léger relief en forme de petit plateau : la surface est lisse, de couleur grisâtre, diphtéroïde ou plus souvent d'un rouge brun : cette érosion repose sur une base indurée résistante, en forme de disque.

La forme ulcéreuse se distingue de la précédente par la profondeur de l'ulcération, par l'étendue généralement beaucoup plus vaste de la surface ulcérée, par l'irrégularité de cette surface, par le mélange de l'état diphtéroïde et de la couleur rouge brune spéciale.

Les caractères par lesquels les chancres péri-unguéaux se distinguent des chancres ordinaires sont la forme moins régulière et moins nettement arrondie, modelée sur la forme du sillon ungnéal au niveau duquel ils se sont développés; l'accentuation moins nette de l'induration perdue au milieu de la résistance même des tissus de la région : ce que surtout on remarque, c'est la fusion en une masse unique des différents tissus de la région et la perte de souplesse de la peau; c'est une dureté en masse, une résistance régionale (Fournier).

Les chancres péri-unguéaux sont douloureux; il n'y a pas ici l'indolence habituelle à la plupart des accidents syphilitiques; celle-ci se retrouve uniquement dans les chancres du métacarpe et de la seconde et de la troisième phalange. Les plus douloureux parmi ces chancres sont ceux qui se développent au-dessous de l'ongle, à sa partie antérieure, et leur sensibilité peut égaler celle d'un véritable panaris.

Les types spéciaux à la région sont, d'après le professeur Fournier, le chancre hypertrophique, le chancre panaris, le chancre fongueux. Le premier peut s'observer sur la main et les doigts; les deux derniers sont des chancres exclusivement digitaux.

Le chancre de la main et de la continuité des doigts est toujours plus ou moins saillant, surélevé: mais, dans quelques cas, il acquiert un tel développement qu'il arrive à constituer une véritable tumeur saillante de 3, 4, 6 millimètres au-dessus de la peau, dure, résistante, chondroïde, surmontée de l'ulcération caractéristique. Cette tumeur émerge de la peau à angle à peu près droit; sa surface est plane; Ricord a rapporté l'observation d'un malade dont le chancre avait les dimensions d'une pièce de cinq francs et une hauteur d'un demi-centimètre.

Le chancre panaris a été bien décrit par W. Taylor; il se caractérise par la tuméfaction du doigt, la rougeur, l'infiltration étendue des tissus, l'intensité des douleurs. Le doigt est tuméfié dans toute l'étendue de la première phalange, et quelquefois dans une partie de la seconde, cylindrique, globuleux, bulbeux, étalé en spatule; il est douloureux, sensible à la pression, et le siège de douleurs spontanées intenses; il est rouge, mais d'un rouge sombre particulier; l'infiltration, dont il est le siège, est une infiltration dure, résistante; ces deux caractères l'éloignent déjà du panaris vrai, dont la rougeur est plus éclatante, l'infiltration plus molle; mais ce qui l'éloigne complètement du panaris ordinaire, c'est l'aspect de l'ulcération qui siège au pourtour de l'ongle; le chancre panaris n'est, en effet, qu'une variété du chancre péri-unguéal, à qui l'intensité des phénomènes inflammatoires développés au pourtour de l'ulcération donne un aspect particulier. L'ulcération péri-unguéale peut ne pas frapper à première vue un œil peu habitué à l'examen des lésions syphilitiques; souvent, en effet, son aspect s'éloigne de celui du chancre syphilitique typique; sa forme et ses contours sont irréguliers, sa profondeur est notable, son fond est irrégulier et végétant. mais sa suppuration reste peu abondante, sanieuse, sanguinolente; sa surface est recouverte d'une croûte brun foncé ou d'un enduit diphtéroïde; sa couleur est rouge foncé. Son aspect se rapproche de celui d'une tourniole ouverte, ulcérée, végétante; cependant, quand l'attention est éveillée, on peut arriver au diagnostic par la coloration spéciale des tissus, par l'atonie de l'inflammation qui entoure l'ulcération.

Le chancre fongueux est produit par le bourgeonnement excessif de l'ulcération chancreuse péri-unguéale; la surface malade se convertit en un amas de végétations, en un véritable chou-fleur; ce sont des végétations exubérantes, distinctes, longues d'un huitième à un dixième de pouce (W. Taylor), digitées, mollasses, rouges ou livides, identiques d'aspect aux végétations ordinaires (Fournier). Sous cet aspect, le chancre est véritablement méconnaissable, comme le dit le professeur Fournier; il a perdu tous ses attributs. Il faut bien savoir qu'il peut dévier à ce point de ses aspects ordinaires pour penser à faire le diagnostic.

L'évolution du chancre syphilitique de la main est celle du chancre ordinaire; le chancre hypertrophique laisse souvent à sa suite, et dans la place qu'il occupait, un ménisque d'induration, dont la résolution est très lente.

Les lésions du chancre panaris, entretenues par le contact de l'ongle, ne se cicatrisent que lentement; souvent celui-ci tombe par suite de la perturbation considérable survenue dans sa nutrition; souvent aussi c'est rendre au malade un grand service que de le lui détacher : cette opération est suivie d'un soulagement immédiat des douleurs, d'une cicatrisation beaucoup plus rapide de l'ulcération. Il est exceptionnel, mais le fait a été observé, que la dernière phalange soit atteinte par suite de l'extension en profondeur des lésions inflammatoires, se nécrose et soit éliminée comme dans les formes graves du panaris.

Des altérations permanentes de l'ongle peuvent s'observer à la suite du chancre panaris; elles ne sont pas fatales, mais fréquentes, constantes quand l'ulcération a été quelque peu profonde. L'ongle reste informe, tronqué, ne représente plus qu'une masse cornée irrégulière. Quand la phalangette s'est trouvée partiellement ou totalement détruite, le doigt reste tronqué, ne représente plus qu'un moignon.

La durée du chancre du doigt se prolonge facilement au delà des limites ordinaires, et cette durée longue s'explique par les obstacles que l'irritation entretenue par l'ongle oppose à la cicatrisation; les variétés fongueuses et panaris ont pu se prolonger pendant une année entière.

Parmi les complications du chancre du doigt, il faut mentionner le phagédénisme, et surtout les complications inflammatoires aiguës, suites d'infections secondaires, lymphangites, adénites, voire phlébites, pyémie, infection septique (W. Taylor).

L'adénopathie, satellite du chancre syphilitique du doigt, occupe tantôt les ganglions épitrochléens, tantôt les ganglions axillaires, quelquefois les uns et les autres ; elle présente l'indolence propre à ce genre d'adénopathies.

Le professeur Fournier a montré d'une façon indéniable que les chancres de la main sont suivis, avec un réel degré de fréquence, d'accidents plus ou moins sérieux, graves, mortels quelquefois : ils paraissent même être suivis d'accidents cérébraux dans une proportion vraiment considérable. Ce fait serait en partie dû à la fréquence du chancre des mains chez les médecins, gens presque toujours surmenés, se frappant moralement le jour où l'accident leur arrive, se traitant souvent très mal, toutes conditions qui prédisposent fortement l'économie à l'explosion des formes graves de la syphilis.

Chancres du sein. — Le chancre syphilitique du sein est une affection relativement fréquente, en dehors des pratiques vénériennes ; les causes les plus habituelles de sa production sont l'allaitement d'un enfant syphilitique par une femme non syphilitique, ou la pratique, si répandue dans une certaine classe de la société, de faire façonner le sein des primipares par une adulte : cette pratique consiste dans la succion du bout du sein par une amie pour en amener l'allongement et pour faciliter ainsi la succion par le nouveau-né chez les femmes dont le bout de sein est court et mal conformé pour la succion; nombreuses sont les femmes qui ont été atteintes de syphilis après s'être fait pratiquer cette manœuvre par une amie ou par une étrangère, atteinte de syphilides buccales ignorées ou méprisées.

Le chancre syphilitique du sein est très souvent multiple, ce qui est dû à la fréquence des succions inoculatrices et à la répétition pour ainsi dire incessante des inoculations, se renouvelant à chaque tétée. Il est fréquent d'observer chez la même femme deux, trois et même un plus grand nombre de chancres siégeant sur l'un et l'autre sein ; le professeur Fournier en a relevé jusqu'à vingt-trois. Ces chancres sont tantôt accumulés sur un seul sein, tantôt répartis sur l'un et l'autre sein.

Le siège le plus fréquent du chancre du sein est la base même du mamelon, dans le sillon qui sépare le bout de sein proprement dit de la mamelle ; puis viennent les chancres du mamelon même, ceux de l'aréole, et enfin beaucoup moins nombreux, ceux du globe mammaire.

Le chancre, à ses débuts, se présente sous la forme d'une fissure placée au fond d'un des plis naturels de la glande, et à laquelle les malades attachent d'autant moins d'importance qu'elle est indolente, ou sous la forme d'un petit bouton survenant sur les parties non plissées de la glande mammaire. Peu à peu les dimensions de la petite lésion augmentent et ses caractères se dessinent plus tranchés : le médecin se trouve alors en présence tantôt d'une érosion humide et suintante, tantôt d'une lésion croûteuse aux apparences d'ecthyma. La première forme s'observe au niveau ou aux environs du mamelon chez les femmes qui allaitent; chez elles, les succions répétées et l'humidité de la salive du nourrisson ne permettent pas la formation d'une croûte; la forme sèche, croûteuse, ecthymateuse, se rencontre chez les femmes qui n'allaitent pas ou sur le globe mammaire des nourrices, c'est-à-dire dans des conditions où le manque d'humidité des surfaces ou de frottements répétés, le desséchement des liquides fournis par l'ulcération chancreuse permet la formation des croûtes.

La croûte du chancre du sein est noirâtre : la coloration de l'ulcération est foncée comme dans tout accident syphilitique initial. Les dimensions de la lésion dépassent rarement celles d'une pièce de vingt, de cinquante centimes : sa forme peut être fissuraire, en croissant; annulaire dans quelques cas où elle arrive à entourer toute la base du mamelon; elle est circulaire ou ovalaire quand le chancre est placé au sommet du mamelon ou sur le globe mammaire.

Le chancre est souvent surélevé; il repose sur une base d'induration bien accusée; son bourrelet limitrophe est fortement dessiné. Après la guérison du chancre, il reste à sa place une induration nettement accusée et persistante, une tache pigmentée, mais pas de cicatrice. Cet accident primitif s'accompagne d'une adénopathie axillaire dont la survie prolongée facilite dans nombre de cas un diagnostic rétrospectif. Le médecin doit toujours avoir présent à l'esprit que le chancre du sein menace toute femme qui entreprend de nourrir un enfant hérédo-syphilitique; une femme seule est à l'abri de cet accident, c'est la mère même de l'enfant; comme Colles, et avant lui

Baumès. l'ont établi. la mère d'un enfant hérédo-syphilitique jouit de ce précieux privilège de ne pouvoir contracter la syphilis de son enfant, alors même qu'elle n'a jamais présenté antérieurement aucun accident syphilitique : il faut mettre cette immunité à profit et tâcher, chaque fois que la chose est possible, d'obtenir que la mère d'un hérédo-syphilitique se charge de l'allaitement de son enfant.

Les chancres de la *peau* (le chancre syphilitique peut se développer en tout point de la surface tégumentaire) sont. pendant toute leur période active. recouverts d'une croûte foncée, brune, noirâtre, verdâtre. irrégulière, peu adhérente aux tissus sous-jacents. Quand on arrache cette croûte, on découvre une surface rouge sombre, saignant facilement. quelquefois diphtéroïde, suppurant peu. La lésion n'est pas douloureuse, son étendue est des plus variables, du chancre nain au chancre géant ; sa forme est ronde et ovoïde ; ses bords sont épaissis et présentent un bourrelet limitrophe mousse ; il y a résistance chondroïde ou ligneuse plus ou moins nettement dessinée des téguments au-dessous de l'ulcération : les ganglions de la région présentent une tuméfaction indolente. Après guérison, il persiste pendant fort longtemps une cicatrice lisse, brillante, entourée d'une zone de pigmentation très intense.

Le chancre *vaccino-syphilitique* est produit par l'inoculation simultanée du virus vaccinal et du virus syphilitique : il est dû le plus souvent à l'inoculation d'un virus vaccinal recueilli sur un sujet hérédo-syphilitique ou accidentellement syphilitique et mélangé de sang. Le virus vaccinal et le virus syphilitique ne proviennent pas fatalement du sujet vaccinifère ; au cours d'une série de vaccinations, si le vaccinateur n'a pas grand soin de nettoyer ou mieux de renouveler sa lancette, il se peut que, tout en se servant d'un sujet vaccinifère sain, il recueille, chemin faisant, le virus syphilitique en vaccinant un sujet syphilitique et qu'il inocule la syphilis à un autre des vaccinés en lui inoculant une parcelle du sang du sujet syphilitique.

Le virus a pu quelquefois être recueilli à la surface d'un chancre vaccino-syphilitique méconnu, comme le fait a été signalé dans les épidémies de Rivalta et de Lupara.

Dans le chancre vaccino-syphilitique, la pustule vaccinale suit son évolution normale, ce n'est qu'aux dernières périodes de la réparation que l'évolution devient irrégulière ; la base de la lésion s'indure ; la cicatrisation complète ne se fait pas et le sommet de la lésion se couronne d'une érosion de couleur rouge foncé, recouverte d'une croûte noirâtre : la lésion, en un mot, passe de la pustule vaccinale à l'ulcération chancreuse. Les ganglions lymphatiques se tuméfient. Il faut bien savoir qu'il n'est pas besoin que la lésion d'inoculation ait déjà acquis l'aspect de l'ulcère syphilitique pour qu'elle possède le pouvoir infectant : à Rivalta, le vaccin, qui contagionna une série d'enfants, avait été recueilli sur une pustule de vaccin présentant tous les aspects normaux et qui n'était encore qu'au dixième jour de son évolution. L'incubation du chancre syphilitique est généralement courte ; son évolution plutôt lente ; les accidents généraux qui lui succèdent sont souvent graves.

3° Diagnostic du chancre syphilitique

Le médecin doit avoir toujours présent à l'esprit que le chancre syphilitique est loin d'être constamment un accident contracté au cours d'un acte vénérien : c'est une lésion qui peut survenir à la suite d'inoculations dont il est impossible de prévoir le procédé, tellement celui-ci peut être varié : ce chancre peut se montrer dans toutes les régions perceptibles à notre vue ; chaque jour le médecin le plus habitué à l'observation des affections syphilitiques se trouve en présence de chancres dont la localisation et la cause sont pour lui une surprise ; il faut donc que le praticien connaisse à fond les caractères de l'accident primitif de la syphilis, qu'il en connaisse les variations, la valeur exacte, pour éviter les surprises que pourrait lui causer un chancre occupant une région insolite ou présentant des aspects quelque peu inusités.

Pour le diagnostic, il importe que le médecin connaisse d'une façon précise la constance ou l'inconstance, les modifications possibles de chacun des caractères du chancre ; aussi il ne sera pas, je pense, inutile de revenir ici sur l'importance relative de chacun d'eux.

Le chancre syphilitique apparaît un mois environ après que le malade s'est trouvé soumis à un contact infectant : il est habituellement unique ; il débute par une petite papule, indolente, sans caractères bien particuliers ; c'est alors, comme le dit le professeur Fournier, un *bobo minuscule*, insignifiant, derrière lequel il est bien difficile de soupçonner la gravité de la maladie qui se cache. A l'état de complet développement, le chancre se présente sous la forme d'une *ulcération* arrondie, nettement, mathématiquement circulaire ; quand il siège au fond d'un pli naturel, la forme s'allonge légèrement et devient ovoïde dans le sens du pli ; les dimensions ne sont ordinairement pas considérables, dépassent rarement celles d'une pièce de vingt ou de cinquante centimes ; elles peuvent être infiniment plus petites ; le chancre à son apogée reste alors tout à fait minuscule, c'est un véritable chancre nain : plus rarement le chancre arrive à constituer de véritables tumeurs comme au menton, à la lèvre inférieure, où on l'a vu acquérir le volume d'une pomme d'api.

L'ulcération du chancre syphilitique est une érosion plutôt qu'une ulcération véritable : ses bords se continuent en pente douce avec les tissus voisins ; elle est, comme on l'a dit, creusée en godet ; sa forme, la douceur de la pente qui rejoint sa partie la plus creuse à ses bords, justifient complètement cette comparaison ; la périphérie est délimitée par une saillie mousse, constituant un véritable bourrelet en d'os d'âne. La couleur est ou rouge sombre ou gris lardacé ; les deux couleurs sont souvent associées et mélangées ; la rouge, en pareil cas, est habituellement disposée circulairement autour de la grise et il en résulte un aspect spécial de la lésion qui l'a fait décrire sous le nom de chancre en cocarde. Souvent la surface du chancre est diphtéroïde et il est possible d'en détacher avec une spatule une membrane anhyste, transparente, vitreuse. Le fond de l'ulcération est finement granuleux. La surface est sèche, ne suppure pas, fournit au plus une petite quantité de sérosité à laquelle le sang se mélange facilement ; la dessiccation de ces liquides donne lieu à la formation d'une *croûte* épaisse et noirâtre sur les chancres développés dans les parties non humides de la peau ; sur les parties humides de la peau ou des muqueuses, la croûte est remplacée par un enduit diphtéroïde.

Quand on arrache la croûte, on voit sourdre lentement un nombre considérable de petites gouttelettes d'un *sang noirâtre* et épais, ce qui résulte de la déchirure des capillaires petits atteints d'endartérite et de l'altération du sang stagnant à leur niveau.

L'ulcération repose sur une *base indurée* ; cette induration sous-chancreuse peut être assez développée et assez dure pour donner, quand on la saisit entre les doigts, la sensation d'une plaque cartilagineuse ou ligneuse déposée au sein des tissus ; cette sensation est très atténuée pour un certain nombre de chancres et ne donne plus que l'impression d'une lamelle parcheminée. papyracée ; elle peut même devenir très difficilement perceptible, insignifiante, pour une main peu exercée et même exercée. La qualification de chancre induré devient vraiment fautive pour de tels chancres.

Les *ganglions* de la région où se rendent les lymphatiques du chancre se tuméfient une dizaine de jours après l'apparition de celui-ci ; ils sont à la fois durs et indolents, ne présentent aucune tendance à la suppuration ; plusieurs ganglions deviennent malades en même temps ; c'est cette lésion que Ricord a désignée sous le nom de pléiade ganglionnaire. Cette altération secondaire des ganglions est constante ou peu s'en faut ; elle peut servir à confirmer le diagnostic dans des cas douteux ou après la cicatrisation du chancre.

Après la cicatrisation du chancre, qui se fait ordinairement en un mois, six semaines, il reste pendant quelque temps un noyau induré dans la place qu'il occupait et, pendant des mois, des années, une *cicatrice* lisse, superficielle, fortement pigmentée à sa périphérie, si le chancre siégeait sur la peau : au niveau des muqueuses, toute trace du chancre disparaît rapidement.

Les liquides recueillis à la surface du chancre et inoculés au porteur ne provoquent l'apparition d'aucune lésion analogue : chez quelques sujets, cependant, on a signalé le succès possible de pareilles inoculations, quand elles avaient été pratiquées à une époque très rapprochée de l'apparition du chancre.

La *forme* nettement circulaire du chancre, sa sécheresse toute particulière sont déjà deux grandes présomptions de diagnostic, mais les deux symptômes caractéristiques sont la coloration et l'induration.

La *coloration* du chancre a quelque chose de si particulier qu'à sa vue le diagnostic s'impose : la rougeur du chancre a quelque chose de si spécial qu'aucune autre affection ne la reproduit. Certainement la comparaison avec la couleur du cuivre rouge, avec celle de la chair musculaire, du jambon fumé, en donne quelque peu la notion, mais ce n'est encore là qu'une notion approximative, et je n'ai jamais retrouvé la coloration précise du chancre syphilitique dans aucun tissu naturel ou pathologique. La couleur grise n'a rien de particulier, c'est celle de tous les enduits diphthéroïdes ; mais il est certain que le jour où on la rencontre à la surface d'une ulcération arrondie, surtout d'une ulcération des organes génitaux, au niveau de laquelle il est possible avec la spatule d'enlever cet enduit sous forme d'une fausse membrane, on peut d'une façon à peu près certaine affirmer la nature syphilitique de cette affection, surtout si l'on voit, au moment de l'avulsion de la fausse membrane, se produire ce suintement sanguinolent tout particulier qui constitue pour moi une des caractéristiques de l'accident initial de la syphilis. La coloration en cocarde constitue, par la disposition concentrique des colorations rouge et grise, une disposition tellement spéciale qu'on peut la considérer comme pathognomonique.

L'*induration* est un phénomène si remarquable, quand elle est nettement dessinée, qu'elle constitue pour nombre d'auteurs un signe indiscutable du chancre syphilitique et qu'elle a servi à le définir. Pour moi, on a quelque peu exagéré l'importance et la valeur de ce signe ; qu'on l'ait adopté comme base de la discussion, à la période militante où on s'efforçait d'établir la dualité du chancre, cela était peut-être parfait ; mais, comme aux périodes de lutte, on a peut-être été trop loin et on en a exagéré l'importance. Dans l'esprit de la plupart des cliniciens, chancre syphilitique et chancre induré sont deux dénominations synonymes ; actuellement la plupart des médecins, quand ils veulent savoir si un chancre est syphilitique, le palpent ; s'ils trouvent de l'induration, le chancre est syphilitique ; si l'induration n'est pas nette, le chancre n'est pas syphilitique. Je crois qu'il serait heureux que le praticien fût plus convaincu qu'il ne l'est actuellement qu'il est nombre d'indurations sous-chancreuses très accusées qui ne sont pas syphilitiques et qu'il est nombre de chancres syphilitiques dont l'induration est insignifiante : s'appuyer sur la seule notion de l'induration pour affirmer qu'un chancre est syphilitique ou ne l'est pas, c'est marcher de gaieté de cœur au-devant de nombre d'erreurs de diagnostic : il en est beaucoup parmi les chancres syphilitiques au-dessous desquels il est impossible de percevoir la moindre induration. L'opinion que je défends actuellement, malgré la distance qui la sépare de celle émise dans tous les livres classiques d'il y a quelques années, est loin de m'être personnelle.

En 1890, le docteur Morel-Lavallée a présenté à la Société française de dermatologie et de syphiligraphie un chancre syphilitique qui avait pu, on pourrait dire qui aurait dû, en s'en rapportant aux notions classiques, être pris pour un chancre simple, tellement était insignifiante l'induration des tissus sur lesquels il reposait. Les médecins d'une compétence incontestable, les maîtres en syphiligraphie présents à la séance rapportèrent tous, à cette occasion, des exemples de chancres syphilitiques pour lesquels le manque d'induration était complet et qui auraient dû être déclarés chancres simples, si la notion d'induration avait dû servir seule à établir le diagnostic. Mais il faut noter que de tels chancres n'ont habituellement ni la profondeur, ni les bords décollés de la chancrelle ; ils n'en ont surtout pas l'inoculabilité. Ces chancres syphilitiques non indurés s'observent plus volontiers sur certaines régions, sur le fourreau de la verge chez l'homme, sur les grandes lèvres chez la femme.

En opposition avec ces chancres sans induration, il convient de mettre ceux chez lesquels cette induration atteint des proportions excessives et tout à fait insolites, si considérables, qu'on est, à première vue, plus tenté de prendre un tel chancre pour une tumeur que pour une ulcération syphilitique : tels sont au premier rang les chancres du menton et quelques chancres des grandes lèvres.

L'induration, comme on le voit, peut tromper par son peu d'accentuation ou par son développement excessif, et c'est en pareil cas par les signes concomitants, en particulier, par la coloration, la forme, la sécheresse de l'érosion, qu'on se trouve conduit au diagnostic.

Il faut aussi toujours avoir présent à l'esprit ce fait que nombre d'ulcérations non syphilitiques peuvent reposer sur une base inflammatoire indurée des plus difficiles à distinguer de l'induration syphilitique. Certains pansements fort usités par le public dans le traitement de toute affection des organes génitaux ont la propriété de produire facilement cette induration syphiloïde : tels sont les attouchements avec la poudre de tabac, de calomel : telles, les cautérisations ignées : le contact de l'urine avec le chancre simple provoque l'induration de celui-ci : il faut donc se méfier de confondre une induration qui n'est pas syphilitique avec celle-ci. Il est certaines régions dans lesquelles cette induration des inflammations non syphilitiques paraît se produire avec une facilité particulière. « Un fait certain, écrit M. Maurice, et qu'on peut constater tous les jours, c'est que les déchirures, écorchures, vésicules herpétiques et les érosions qui leur succèdent, les chancres simples, en un mot, toutes les solutions de continuité ou pertes de substance qui siègent dans la rainure balano-préputiale, s'indurent plus ou moins, c'est-à-dire, développent autour d'elles une néoplasie variable de forme et d'étendue, mais ordinairement circonscrite et dont elles sont le centre. J'ai vu de ces indurations dans les chancres simples balano-préputiaux, qui

ressemblaient de tous points aux indurations syphilitiques de l'accident primitif. J'en ai vu aussi dans
quelques cas d'herpès de cette région. Rien ne les
provoque ou ne les augmente plus sûrement que des
cautérisations, même superficielles, surtout celles au
chlorure de zinc. »

Il y a, c'est l'avis unanime des syphiligraphes,
dans les conditions de structure du prépuce et spécialement du sillon balano-préputial, des dispositions
particulières qui occasionnent, au cours du développement d'un travail inflammatoire de quelque nature
qu'il soit, la formation de masses indurées, résis-
tantes, capables de revêtir tous les caractères des
masses indurées cartilaginiformes ou ligneuses des
lésions syphilitiques.

Un certain nombre de caractères ont été indiqués
comme permettant de distinguer l'induration chancreuse syphilitique des indurations inflammatoires
pouvant présenter avec elle quelques analogies :
celles-ci ont des limites diffuses, mal circonscrites et
non cet arrêt brusque et nettement tranchant sur
les tissus voisins qui constitue une des caractéristiques de l'induration chancreuse, ce sont des empâ-
tements phlegmoneux plutôt que des indurations
vraies; leur consistance arrive rarement à atteindre
d'une façon complète cette dureté cartilagineuse, ligneuse, qui a valu au chancre syphilitique le qualificatif de chancre induré. Mais en pratique la distinction est loin d'être toujours aussi nette qu'en théorie:
le noyau chondroïde d'un chancre syphilitique peut
être perdu au milieu d'une zone inflammatoire plus
ou moins diffuse; le noyau inflammatoire, surtout
celui qui succède à certains pansements, au contact
de l'urine, peut arriver à une véritable consistance

chondroïde et c'est, en un cas pareil, que le diagnostic se basera d'une façon beaucoup plus sûre sur les caractères optiques que sur la consistance plus ou moins dure de la base du chancre, sur la forme plus ou moins arrondie, sur la couleur, sur la profondeur, sur l'état des bords.

L'*ulcération* du chancre est habituellement peu profonde, c'est une *érosion* plutôt qu'une ulcération : mais il est des régions où la profondeur d'une telle ulcération s'accentue et devient facilement grande : c'est ainsi que sur le fourreau de la verge, à la vulve, les ulcérations chancreuses syphilitiques acquièrent souvent une certaine profondeur et se rapprochent par leur aspect des ulcérations du chancre simple : les chancres de la région sus-pubienne sont souvent aussi assez profonds. Dans le sillon glando-préputial, il n'est pas rare de voir au-dessous d'une érosion syphilitique ordinaire un noyau d'induration volumineux se produire, puis tout à coup le processus nécrobiotique envahit le centre du noyau, un bourbillon volumineux se forme, et, après son élimination, le noyau d'induration apparaît creusé d'un *cratère* volumineux ; ce processus pathologique rappelle complétement celui des gommes de la période tertiaire.

Le *manque de sécrétion* à la surface de l'ulcération sera un grand point d'appui pour le diagnostic ; la surface du chancre syphilitique se fait remarquer par sa sécheresse ; nulle autre ulcération n'est aussi sèche, aussi peu suintante. La suppuration n'existe guère à la surface du chancre qu'à la suite d'excitations artificielles, secondaires. Le chancre n'est, à l'état normal, le siège que d'une exsudation séreuse très peu abondante et d'un saignement facile ; dans les régions découvertes, les liquides, en se desséchant, donnent naissance à une croûte noirâtre : si l'on arrache cette croûte, on voit perler par un nombre infini de petits orifices de fines gouttelettes d'un sang noirâtre et épais. Le docteur Leloir a recommandé, comme moyen d'étude de la nature d'une ulcération, l'analyse du liquide qu'on voit sourdre à sa surface quand on en comprime la base entre les doigts : c'est ce que le professeur Lillois a désigné sous le nom de signe de l'expression du suc. Quand on étudie ce qui se passe au niveau d'un chancre syphilitique soumis à pareille manœuvre, on fait difficilement sourdre de sa surface une très petite quantité de liquide ; en soumettant à la même manœuvre un chancre simple ou surtout une ulcération herpétique, on voit sourdre à la surface une sérosité abondante. Comparant ce qui se passe à la surface de ces diverses ulcérations, j'ai cru pouvoir résumer en quelques mots ce qu'on observe : *Le chancre syphilitique est sec et improductif ; le chancre simple suppure ; l'herpès pleure une sérosité abondante.*

Un phénomène capital dans l'histoire du chancre syphilitique est la production de son *adénopathie* : sa pléiade ganglionnaire avec indolence des ganglions atteints, prédominance d'un des ganglions malades, devient souvent la base d'une forte présomption, si ce n'est d'une affirmation complète.

Une valeur trop grande a été attribuée dans les anciennes descriptions à l'unicité du chancre.

Le chancre syphilitique *est loin d'être toujours unique* ; les malades sont nombreux chez lesquels il est permis de constater l'existence simultanée de deux, trois et même d'un plus grand nombre de chancres syphilitiques ; chez les nourrices infectées par un nourrisson, la multiplicité des chancres n'est plus l'exception, elle est l'habitude, la règle; le professeur Fournier a insisté sur la multiplicité des chancres constatés chez les galeux; chez eux chaque vésicule constitue une porte ouverte à l'inoculation et le nombre des chancres devient considérable.

Le médecin ne doit pas perdre de vue les limites extrêmes que le chancre peut atteindre.

Certains chancres érosifs constituent des lésions si superficielles, leur base est si peu indurée qu'ils sont facilement pris pour de simples érosions survenues au cours de balanites vulgaires : leur couleur rouge foncé, l'existence à leur périphérie d'un bourrelet d'infiltration mince, mais incontestable, la production de la pléiade ganglionnaire caractéristique permettront en général de faire avec facilité le diagnostic dès que le doute sera né dans l'esprit. Il faut cependant bien savoir que certaines balanites peuvent présenter les plus grandes analogies avec des lésions syphilitiques. Le docteur Mannino a insisté sur la possibilité de cette confusion (*Giornale e malatie Venerce e della pelle*. Juin 1889). Un écueil, qu'il faut savoir éviter, c'est de confondre des *lésions d'une période plus tardive* de la syphilis avec l'accident initial : il faut se rappeler qu'à toute période de la syphilis, certaines lésions sont capables de revêtir des caractères qui sont identiques à ceux de l'accident primitif.

Les *papules érosives secondaires*, généralement désignées sous le nom de plaques muqueuses, peuvent prendre une similitude d'aspect complète avec certaines formes de l'accident initial, tant à la surface du gland qu'à la face interne du prépuce, à la vulve, sur la peau en général. Les dimensions de l'une et l'autre lésion sont sensiblement les mêmes;

l'érosion a la forme de godet, la coloration en cocarde peut être très nette, le revêtement diphtéroïde très accusé, les bords sont en pente douce, limités par le bourrelet en dos d'âne qui constitue un des phénomènes saillants du chancre syphilitique. L'induration n'atteint jamais des proportions considérables, mais elle est nettement dessinée. De semblables érosions ont souvent de telles analogies avec les chancres syphilitiques les mieux caractérisés qu'on n'hésiterait pas un seul instant à se croire en présence de l'accident initial de la syphilis, si on ne connaissait l'histoire du malade.

Sous l'influence de l'*inflammation des lymphatiques*, écrit le professeur Fournier, des indurations se produisent souvent dans la rainure glando-préputiale ; dans le voisinage immédiat ou à une petite distance de l'ulcération primitive, on voit, dans les jours ou dans les semaines qui suivent son apparition, une induration circonscrite se développer qui rappelle exactement par l'ensemble de ses caractères l'induration primitive. L'induration secondaire est nettement circonscrite, absolument indépendante de l'initiale, avec laquelle elle n'est ni continue, ni contiguë; elle peut en être distante de plusieurs centimètres, et il est impossible de sentir entre elles aucun trait d'union. Cette induration a le siège, la forme, le volume, la résistance spéciale de l'induration chancreuse type; mais cette induration s'est produite et existe sans plaie, sans érosion, sans éraillure, sous une muqueuse saine; c'est là ce qui la distingue du chancre induré qu'elle peut parfois dépasser en volume. Ces indurations semblent bien dues, comme l'admettait Ricord, à des lymphangites diffuses; elles coïncident souvent avec des lymphangîtes indurées du dos de la verge. Dans quelques cas, ces indurations s'ulcèrent, soit qu'elles subissent un processus nécrobiotique analogue à ceux qui peuvent se produire dans les ulcérations secondaires du noyau chancreux initial, soit qu'elles deviennent le support de quelque manifestation secondaire ulcéreuse. « Elles prennent alors exactement l'aspect d'un chancre, à ce point qu'elles ne peuvent en être distinguées et qu'il serait puéril de vouloir établir entre elles et le chancre un diagnostic différentiel véritablement impossible ou ne reposant au plus que sur des nuances qui échappent à la description. Le caractère précis de cette lésion secondaire ne peut être établi que par l'évolution pathologique et la chronologie des accidents. » (Fournier. *Archives générales de médecine*, 1867.)

Les *éruptions des périodes avancées* de la syphilis ont été souvent confondues avec l'accident initial : ces syphilides chancriformes tardives ont été étudiées et mises en lumière par le professeur Fournier dans les *Archives générales de médecine* de 1868. Mon savant collègue de l'hôpital Saint-Louis a montré que les indurations tardives du prépuce et du gland pouvaient, en s'ulcérant, donner naissance à des lésions qui revêtent complètement les aspects du chancre initial, dont elles ont et l'induration et l'ulcération. Le professeur Fournier a désigné ces lésions sous le nom de *pseudo-chancres indurés*, dénomination adoptée par la plupart des médecins parce qu'elle indique bien les aspects de la lésion et les difficultés de diagnostic qu'elle peut occasionner : celui-ci serait, en effet, souvent impossible si la notion des antécédents ne venait éclairer le médecin. De telles lésions peuvent imiter le chancre dans toutes ses formes, depuis le plus petit jusqu'au plus grand, depuis le chancre nain jusqu'aux chancres aux indurations volumineuses, depuis le chancre érosif superficiel jusqu'au chancre phagédénique.

Un certain nombre de caractères permettent cependant dans la plupart des cas de distinguer l'une et l'autre lésion. Si l'on a pu suivre le développement de la lésion depuis son début, on constate qu'elle a suivi dans son allure la marche des lésions gommeuses : l'ulcération a été précédée pendant un certain temps par un véritable noyau d'induration : celle-ci se présente tantôt sous la forme d'un nodule nettement limité, tantôt et plus souvent sous la forme d'une infiltration diffuse. Le noyau d'induration naît dans la profondeur de la peau et est, au début, recouvert d'une certaine épaisseur de peau saine, puis il se rapproche progressivement de la surface de la peau, et finalement s'ulcère, donnant naissance à une ulcération qui revêt les caractères du chancre syphilitique. Le début de l'affection se fait dans la profondeur de la peau et non à sa surface comme cela a lieu pour la petite papule qui marque le début du chancre syphilitique.

L'ulcération d'origine gommeuse succède donc à une véritable tumeur ulcérée; la base d'induration est ordinairement très accusée; l'ulcération est volontiers profonde, anfractueuse, irrégulière; l'enduit de revêtement n'est pas aussi franchement diphtéroïde; on ne retrouve pas la coloration rouge foncé de l'accident initial, l'adénopathie concomitante fait défaut. La tendance à la réparation, à la cicatrisation, se dessine beaucoup moins rapidement à la suite de l'ulcération d'origine gommeuse qu'à la suite du chancre syphilitique. Un traitement approprié iodohydrargyrique amène une modification rapide de l'ulcère gommeux, beaucoup moins rapide du chancre. La recherche des antécédents fera relever l'existence d'une syphilis antérieure, l'examen du malade permettra quelquefois de relever l'existence de cicatrices syphilitiques, d'exostoses caractéristiques d'une syphilis déjà ancienne

Le développement de ces *syphilides tardives chancriformes* paraît, dans un certain nombre de cas, avoir été provoqué par un traumatisme ; le traumatisme qui leur donne naissance a paru dans quelques cas n'être autre qu'un chancre simple ou une éruption herpétique, autour et à l'occasion desquels l'inflammation syphilitique se réveille : mais le plus souvent, il faut le reconnaître, la cause provocatrice échappe (pour plus de détails, voir mes leçons sur les affections ulcéreuses des organes génitaux chez l'homme, p. 79. Doin, éditeur, Paris, 1891).

Au niveau des organes génitaux, la syphilide chancriforme semble quelquefois n'être que le réveil d'une ancienne lésion syphilitique, voire même de l'accident initial, au niveau desquels le virus a sommeillé pendant longtemps et se réveille le plus généralement sans cause appréciable.

La syphilis, quelle que soit son ancienneté, peut donc donner naissance à des ulcérations à base indurée dont l'aspect rappelle absolument le chancre initial. Ce fait surprend quelque peu les esprits habitués à juger cette maladie avec sa division si longtemps classique en trois périodes, pendant lesquelles les lésions deviennent de plus en plus graves, atteignent des organes de plus en plus profonds : ce retour de la maladie en arrière semble

naturel, quand on a pour l'expliquer les renseignements que l'histologie nous a fournis. A quelque
époque de la syphilis qu'on étudie les lésions de la
syphilis, le phénomène prédominant, histologiquement, est l'existence d'une artérite plus ou moins
oblitérante autour de laquelle évolue un processus,
tantôt organisateur, tantôt destructeur : le premier
a pour conséquence l'induration ; le second, la production des lésions ulcéreuses. Dans les périodes
jeunes de la maladie, c'est ordinairement le processus organisateur qui prend le pas ; dans les périodes
avancées, c'est le processus destructeur : d'où les
lésions prolifératives observées surtout dans les syphilis récentes ; les lésions destructives, dans celles
d'ancienne date ; les érosions superficielles dans les
premières ; les ulcérations profondes dans les dernières. Mais ce qui est habitude n'est pas nécessité
et fatalité ; l'accident initial peut être profondément
destructeur, revêtir les aspects d'une gomme, se
creuser d'une excavation profonde ; des lésions fort
tardives peuvent avoir beaucoup d'induration et à
peine d'ulcération, n'être qu'érosives ; c'est l'histoire
de la plupart de nos pseudo-chancres indurés : une
intensité plus ou moins grande de l'artérite, une
occlusion plus ou moins complète du vaisseau malade, les difficultés plus ou moins grandes de la
circulation qui lui succèdent, règlent ces troubles
plus ou moins profonds de la nutrition, suffisent
pour donner le pas au processus organisateur ou
au processus destructeur, pour donner le rôle principal à l'induration ou au ramollissement, pour
donner au chancre initial les allures destructives de
la gomme la plus tardive, pour laisser à une lésion
de la période avancée assez de vitalité pour que le

processus destructeur s'y dessine à peine. Il faut cependant remarquer que nombre de syphilides tardives chancriformes se rapprochent plutôt des chancres franchement ulcéreux que des chancres érosifs et conservent généralement quelque chose des tendances destructives propres aux syphilis anciennes. Ces syphilides chancriformes étaient autrefois couramment confondues avec le chancre initial et ont fait maintes fois admettre l'acquisition d'une syphilis nouvelle chez des malades qui n'avaient en réalité qu'un accident tardif aux apparences chancreuses; elles ont fait admettre une récidive de syphilis chez des malades qui n'avaient en réalité qu'une manifestation tardive d'une syphilis ancienne : depuis que ces syphilides chancriformes sont bien connues, les cas de réinfection syphilitique se sont raréfiés, sont même devenus absolument contestables pour beaucoup d'auteurs (voir à ce sujet mes leçons cliniques sur les affections ulcéreuses des organes génitaux, p. 200 et suiv.).

Nous ne discuterons pas ici la question du diagnostic du chancre syphilitique et du chancre simple; elle se trouve traitée au diagnostic de ce dernier.

Certaines *lésions inflammatoires du sillon balano-préputial* donnent lieu à des indurations, qui sont prises facilement pour des indurations syphilitiques. Au cours de la blennorrhagie, il se produit quelquefois une inflammation vive de la fosse naviculaire, et consécutivement une *péri-uréthrite suppurative*. Avant la formation de l'abcès, après son ouverture, il existe de chaque côté du frein une induration inflammatoire qui peut, par ses caractères, rappeler l'induration du chancre induré; dans

les périodes initiales, c'est une induration sans ulcération; après l'ouverture de l'abcès, une ulcération
existe au centre de l'induration, mais cette ulcération ne ressemble en rien à l'ulcération syphilitique:
c'est une érosion suppurative au niveau de laquelle
on trouve l'orifice d'une fistule suppurante: on n'y
retrouve ni la sécheresse, ni la coloration rouge ou
diphtéroïde du chancre initial, pas l'adénopathie
caractéristique. En relevant les anamnestiques, on
relève l'existence d'une blennorrhagie, la période
initiale douloureuse concomitante de la formation
de tout abcès.

Neumann, dans son traité des maladies vénériennes, a signalé les analogies considérables que
l'*inflammation des glandes de Tison* peut présenter
avec l'induration syphilitique du sillon balano-
préputial; mais, au lieu d'une érosion aux apparences
syphilitiques, on retrouve, en pareil cas, au centre
du noyau d'induration, l'orifice de la glande enflammé et suppurant; il n'y a pas d'adénopathie
inguinale; l'évolution de l'affection est du reste
rapide, et la guérison est accomplie dans un espace
de huit à dix jours.

Les *balanoposthites chroniques* peuvent amener un
épaississement, avec coloration violacée de la peau
du prépuce et complication de phimosis, qui donne
à l'affection les plus grandes analogies avec le phimosis consécutif au chancre syphilitique. Dans
l'épaisseur du prépuce, on sent par le palper des
cordons cylindriques flexueux, des plaques dures
qui ne sont autres que des lymphangites tronculaires ou nodulaires; ces lésions sont indolentes, ce
qui complète la ressemblance avec les lésions syphilitiques. Quelquefois il y a consécutivement inflam-

mation des ganglions de l'aine et production d'une adénite atone et indolente : le ganglion, ainsi altéré, peut difficilement être distingué du ganglion syphilitique.

Il faut toujours, en pareil cas, être très prudent avant de se montrer affirmatif et de porter un diagnostic ferme. Souvent, cependant, il est possible de constater, par un palper soigneux, que les plaques indurées du prépuce ne sont pas aussi régulières dans le phimosis inflammatoire que dans l'induration syphilitique; qu'elles sont, au contraire, constituées par l'agglomération de vaisseaux flexueux et noueux, qui ne sont autres que des vaisseaux lymphatiques enflammés et confluents; que ce n'est pas un noyau d'induration uniforme, comme dans le chancre, mais une agglomération, un paquet de cylindres vermiformes accolés les uns aux autres. Dans le phimosis syphilitique, il se produit volontiers, le long de la ligne médiane inférieure du prépuce et du fourreau, une lymphangite médiane ulcéreuse, qui est ordinairement l'acheminement vers la production de plaques muqueuses, et qu'on n'observe pas dans le phimosis inflammatoire simple.

L'adénite inflammatoire qui accompagne un pareil phimosis diffère de l'adénite spécifique en ce qu'elle est monoganglionnaire, qu'elle n'atteint qu'un ganglion; il n'y a pas atteinte de plusieurs ganglions comme dans la syphilis, pléiade ganglionnaire, comme Ricord disait.

Une *érosion herpétique*, dont la base se sera indurée à la suite d'une inflammation, d'irritations accidentelles, pourra éveiller la pensée d'un chancre syphilitique. Le professeur Fournier a signalé les ressemblances que l'herpès, en se développant au-dessus d'un lymphatique enflammé et induré, peut prendre avec le chancre syphilitique; on retrouve dans l'un et l'autre cas une érosion superficielle reposant sur une base indurée; il peut même y avoir, dans l'un et l'autre cas, tuméfaction et indolence des ganglions lymphatiques. Il vous faudra examiner avec soin la couleur de l'ulcération, l'absence ou la présence d'enduit diphtéroïde : les contours sont polycycliques et microcycliques dans le cas d'herpès, régulièrement circulaires dans celui de chancre, et entourés du bourrelet en dos d'âne caractéristique; les bords de l'ulcération herpétique sont taillés à pic et ont enlevé uniquement les couches superficielles de l'épiderme : l'ulcération syphilitique est creusée à l'évidoir, disposée en godet : la compression de la base entre les doigts fait sourdre une sérosité abondante dans le cas d'herpès; l'ulcération syphilitique reste absolument sèche ou peu s'en faut. L'adénopathie survenue au cours de l'herpès n'est qu'exceptionnellement d'une indolence complète, contrairement à ce qui s'observe dans l'adénopathie syphilitique. En examinant avec soin la région où s'est développée l'ulcération douteuse, vous arriverez quelquefois à découvrir dans ses environs une ou plusieurs vésicules nettes d'herpès, qui devront faire soupçonner que l'ulcération en discussion est de nature herpétique. L'apparition de l'ulcération herpétique est précédée de sensations douloureuses, prurit, cuisson, démangeaisons souvent fort pénibles pour le patient et qui peuvent persister un certain temps après l'éruption; rien de pareil ne s'observe au cours du chancre syphilitique. Dans les cas où le doute persistera dans votre esprit malgré toutes ces recherches, il faudra interroger les anamnestiques, vous enquérir si le malade est sujet à l'herpès, s'il a déjà eu la syphilis; rechercher si les rapports suspects qu'il a eus remontent à quelques jours seulement ou à trois semaines, un mois; dans le premier cas, c'est un herpétique; dans le second, ce peut être un syphilitique. Le professeur Fournier a publié une observation montrant toute l'importance d'un pareil renseignement : un malade vient le consulter, porteur d'une ulcération présentant lieu à hésitation entre une ulcération herpétique et un chancre syphilitique ; interrogé sur les conditions dans lesquelles l'accident était survenu, le malade raconte qu'après avoir été pendant treize mois d'une continence absolue, il s'était exposé trois jours seulement avant l'apparition de l'accident à un rapprochement suspect ; le doute n'était plus permis : on était en face d'une ulcération herpétique. Si le malade avait contracté un chancre dans le coït suspect, l'incubation eût dû être beaucoup plus longue ; l'accident ne se serait montré que beaucoup plus tard.

Si l'ulcération herpétique correspond à la destruction de plusieurs vésicules confluentes, les bords sont polycycliques et microcycliques.

Il faut savoir qu'il existe des cas compliqués où le diagnostic est véritablement d'une difficulté grande. Le professeur Fournier a signalé chez un certain nombre de malades la production fréquente d'éruptions herpétiques dans le point où un chancre syphilitique doit apparaître ultérieurement. Un groupe de vésicules herpétiques se montre, le médecin fait un diagnostic ferme, et il est tout étonné qu'au lieu de disparaître rapidement, comme la chose devait se passer, étant donnée la nature de la lésion, celle-ci se modifie, se transforme, change d'aspect et arrive à prendre les caractères d'un chancre syphilitique. Cette succession, encore assez fréquente, de deux accidents de nature et de gravité absolument différentes, doit être connue du médecin; elle constitue ce que le professeur Fournier a appelé le *piège au chancre*.

Le professeur Leloir (de Lille) a publié le récit d'une épidémie d'*ecthyma* vaccinal, observée à la Motte au-Bois, qui atteignit 45 enfants, et put en imposer pour une épidémie de syphilis vaccinale (voir *Leloir*, Epidémie de vaccine chancriforme de la Motte-au-Bois, *Bulletin médical de Paris*, 1886; et *Legrand*, Des lésions de nature non syphilitique qui peuvent singer le chancre infectant, *Thèse de Lille*, 1895). La multiplicité des lésions considérées comme chancres infectants (5 en moyenne par enfant, autant que de piqûres vaccinales), l'étendue trop grande de ces prétendus chancres, l'absence de croûtes sur beaucoup de lésions, l'abondance de la suppuration, les bords à pic des ulcérations, la courte durée de l'incubation (8 à 12 jours), la coexistence de pustules d'ecthyma sur d'autres parties du corps éveillèrent l'attention du professeur lillois et lui permirent de reconnaître la véritable nature de lésions qui avaient été prises avant lui pour des chancres vaccinaux.

Les pustules de la *gale*, quand elles s'ulcèrent, prennent, comme l'a montré le professeur Fournier, des analogies d'aspect avec le chancre syphilitique telles que le médecin, même le plus versé dans la connaissance des affections vénériennes, ne saurait bien souvent établir d'emblée entre elles un diagnostic ferme.

Plus d'une fois un *épithéliome* a été pris pour un chancre syphilitique, ou plus souvent l'erreur a été commise dans un sens inverse, surtout au niveau des lèvres, de la langue, de l'amygdale. L'épithéliome débute par un petit noyau d'induration; à l'époque où celui-ci s'ulcère, le tissu reste grossièrement granuleux, il y a tendance au bourgeonnement, à la végétation : les ulcérations bourgeonnent, saignent facilement, sont plus suppuratives et plus destructives que l'ulcération chancreuse; l'adénopathie peut accompagner l'une et l'autre affection. La marche de l'épithéliome est plus lente. L'induration sous-épithéliale est généralement moins dure, moins résistante que l'induration chancreuse. Après quelques semaines d'existence, on voit l'ulcère syphilitique tendre vers la cicatrisation; pareille tendance n'existe pas pour l'ulcère cancéreux. L'apparition des accidents secondaires viendra éclairer un diagnostic incertain.

Nous venons de signaler les principales confusions auxquelles peut entraîner le diagnostic du chancre et des affections similaires : nous ne pouvons nous étendre sur les surprises pour ainsi dire innombrables que le chancre syphilitique réserve au praticien.

Le médecin doit toujours avoir présent à l'esprit qu'il n'est pas d'âge à l'abri de la syphilis acquise, qu'il n'est pas de région de la peau ou des muqueuses, faisant directement suite à la peau, qui ne puisse être le siège du chancre syphilitique, que nul besoin n'est de l'acte vénérien pour que celui-ci se montre, qu'il est souvent le résultat d'une inoculation accidentelle dont le malade n'a nulle conscience : aussi, en présence d'une plaie dont l'origine, la nature ne ressortent pas à première vue, le médecin devra toujours avoir présente à l'esprit la possibilité d'un chancre syphilitique ; il doit se rappeler dans quelles conditions différentes et sous quels aspects multiples celui-ci peut se présenter.

Le médecin doit se souvenir particulièrement qu'il est quelques erreurs qui sont plus facilement commises ; nous ne pouvons pas les énumérer toutes, nous ne pouvons que signaler les plus fréquentes et renvoyer, pour chacune d'elles, à la description des principales variétés de chancres.

Les chancres du sein, à leur début, les chancres des téguments, restent facilement méconnus et sont pris pour des érosions bénignes ; le chancre du col utérin est considéré comme une érosion inflammatoire ; celui de la vulve passe pour un herpès ; celui de l'urèthre est décoré du nom d'uréthrite ; un chancre de l'anus est réputé hémorrhoïde ulcérée ; un chancre de l'amygdale est confondu avec une angine diphthéritique ou gangréneuse, avec un épithéliome ; un chancre de la lèvre, survenu chez une personne avancée en âge, est l'occasion d'une semblable confusion ; le chancre du doigt est pris pour un panaris.

Telles sont les erreurs les plus fréquemment commises, et dont le médecin doit particulièrement se méfier ; mais il doit se méfier de toute érosion sans profondeur, sans suppuration importante, indolente, de forme arrondie ou ovoïde assez régulière, recouverte d'une croûte noirâtre sur la peau, d'un enduit diphthéroïde sur les muqueuses ; de toute fissure née au fond d'un pli naturel : il doit surtout s'en méfier si cette lésion se maintient un certain temps sans tendance à la cicatrisation. L'accompagnement d'une pléiade ganglionnaire indolente convertira les doutes en presque certitude.

4° Traitement du chancre syphilitique

Avant d'instituer le traitement d'un chancre syphilitique, il faut toujours avoir bien présent à l'esprit que l'ulcération qui le constitue est, dans l'immense, dans l'infinie majorité des cas, destinée à guérir spontanément, dans un temps généralement court, sans laisser de trace appréciable. Ce qui éveille chez le médecin une impression pénible à la vue d'un chancre syphilitique, c'est l'appréhension des accidents généraux qui doivent se développer à sa suite, ce n'est nullement la crainte des ennuis que peut causer au malade l'ulcération même, qui, à part des complications exceptionnellement rares, est appelée à arriver, en quelques semaines, à une guérison complète, et dont nos moyens thérapeutiques n'avancent que bien peu, il faut l'avouer, la guérison. « Moins on fait au chancre, a écrit le professeur Fournier, mieux il s'en trouve et mieux il guérit. » Malgré les méthodes de pansement nouvelles mises chaque jour à notre disposition, nous ne sommes guère plus puissants sur ce chancre que nos devanciers ; ce qu'il faut surtout, c'est une hygiène capable de prévenir les complications qu'amènent quelquefois l'incurie et les mauvais soins, complications qui pourraient aggraver l'ulcération et retarder la guérison naturelle.

Le chancre doit être protégé de tout frottement, de toute irritation mécanique, tels que ceux qu'amène le frottement des vêtements, surtout à la suite des marches prolongées, de la danse, etc.

Il faut éviter les pansements irritants; certains pansements, ayant joui pendant longtemps de la faveur populaire, doivent en particulier être déconseillés, l'usage de la cendre de pipe, du tabac, de l'urine, etc.; il faut tout autant redouter quelques-uns de ceux que la médecine et la pharmacie peuvent nous offrir, les cautérisations très actives, les poudres très irritantes.

La thérapeutique qui convient au chancre, c'est, avant tout, la propreté : « Avec de l'hygiène, de l'eau et de la charpie, on guérit facilement et rapidement le chancre syphilitique, a écrit le professeur Fournier ».

Il faut nettoyer, matin et soir, bien doucement, le chancre, avec un tampon de coton hydrophile imbibé d'une solution légèrement antiseptique: le reste du temps, le chancre sera maintenu sous un pansement antiseptique.

Les préparations mercurielles ont été très prônées contre le chancre syphilitique, comme contre les autres accidents de la vérole; pommades au calomel, au protoiodure de mercure, onguent napolitain, etc., ont eu leurs défenseurs; on cherchait à utiliser contre le chancre leur action à la fois antiseptique et résolutive; il ne semble pas que le mercure ait ici une action aussi marquée que contre des accidents plus tardifs.

Mauriac recommande, dans le traitement du chancre syphilitique, les préparations mercurielles sous forme de :

Extrait thébaïque.		1 centigramme.
Pâte d'emplâtre de Vigo hydrargyrisée.	*àà*	15 grammes.
Onguent napolitain.		

Ou

Calomel. . . . .)
Oxyde de zinc. . . . .) _ãã_ 2 grammes.

Lanoline. . . . .)
Vaseline. . . . .) _ãã_ 15 grammes.

Contre le chancre à tendance phagédénique, il ordonne de panser trois fois par jour, après avoir fait tomber les croûtes, avec :

Calomel. . . . . 2 grammes.
Cold cream. . . . . 20 —

M. Hallopeau a essayé les applications de sublimé en poudre, comme moyen abortif dans les chancres récents, quand il n'y a pas encore d'adénopathie syphilitique ; mais ce traitement n'a pas donné des résultats suffisamment avantageux pour qu'il ait pu prendre pas sur les autres. Les préparations mercurielles doivent être employées avec précaution ; à un moment donné, elles peuvent, comme le dit Rollet, devenir irritantes, par la dose élevée du principe actif, ou par une disposition particulière du chancre.

L'emploi des cautérisations, particulièrement des cautérisations au nitrate d'argent, est devenu beaucoup moins usité ; il peut être utile pour réveiller une ulcération atone, pour réprimer une plaie par trop bourgeonnante ; mais son application paraît devoir être limitée à ces indications d'ordre courant.

Il y a lieu de profiter actuellement des ressources que l'antisepsie nous fournit, pour soigner le chancre syphilitique.

M. Dujardin-Beaumetz conseille de panser le chancre induré avec :

Iodoforme. . . . . 1 gramme.
Baume du Pérou. . . . . 5 grammes.
Vaseline. . . . . 8 —

Mon collègue Hallopeau professe que l'emploi de l'iodoforme est aussi utile contre le chancre syphilitique que contre le chancre simple.

J'avoue n'employer qu'avec grande réserve les pansements à l'iodoforme, à cause de leur odeur trop prononcée.

M. Hallopeau conseille des badigeonnages quotidiens de la surface de l'ulcère, durant trois ou quatre jours, avec un pinceau imbibé du liquide suivant :

Huile phéniquée.. . . . . 2 grammes.
Alcool à 90°. 20

Immédiatement après, pansement avec le vin aromatique ou le salol pulvérisé.

Les antiseptiques eux-mêmes doivent être employés avec précaution : j'ai vu un chancre devenir phagédénique, après l'emploi de préparations à l'acide phénique trop concentrées.

Sur les parties du corps où il est difficile de maintenir un pansement en place, je me contente en général d'appliquer une rondelle d'emplâtre de Vigo ou d'emplâtre rouge de Vidal sur taffetas rose pour les parties découvertes du corps ; sur les muqueuses des cavités buccales, vaginales. le chancre n'exige guère de pansement, il suffit de maintenir la propreté de la surface par des injections ou des lotions légèrement antiseptiques.

Dans les chancres du gland, du sillon balanopréputial, la préférence est généralement donnée aux pansements humides : un tampon de charpie, ou mieux un tampon de coton hydrophile, imbibé de vin aromatique, d'eau alcoolisée ou légèrement phéniquée, de liqueur de Labarraque, de coaltar saponiné, est maintenu en place par le prépuce : on obtient ainsi une surface toujours propre, bien détergée, de bon aspect et dans les meilleures conditions pour une prompte guérison.

Sur le fourreau, les pansements humides, ceux faits avec des corps gras, empêchent la dessiccation des liquides et la formation des croûtes; c'est une condition avantageuse pour la cicatrisation; mais l'emploi de ces pansements est d'une application mal commode; ils sont difficiles à maintenir en place; ils sont suivis de la production de taches sur le linge et le vêtement, taches ennuyeuses pour le malade, capables parfois de le trahir; aussi je donne la préférence aux pansements secs avec les poudres de salol, d'aristol, qui sont maintenus en place avec une couche de gaze fine ou de coton hydrophile, qui, en même temps qu'elle maintient la poudre en place, protège l'ulcération contre les frottements extérieurs.

A la vulve, le pansement le plus commode consiste dans les lotions fréquentes, les pommades antiseptiques légères au salol, à l'aristol, la vaseline boriquée, l'emploi de quelques poudres minérales antiseptiques ou astringentes, salol, oxyde de zinc. Le pansement est à peu près le même pour les chancres cutanés de l'orifice buccal, qu'on peut recouvrir d'une mince couche de taffetas pour en atténuer l'éclat.

Dans quelques cas, le malade vous suppliera d'intervenir pour provoquer la résolution d'indurations volumineuses. L'excision est un procédé peu recommandable : sans insister sur les dangers qu'elle peut présenter comme toute opération, même la plus bénigne en apparence, sur les hémorragies possibles dont le professeur Fournier a rapporté un remarquable exemple dans ses cliniques, cette opération est loin d'être suivie d'un résultat certain et l'induration scléreuse peut se reproduire autour de la cicatrice de guérison. Les attouchements au nitrate d'argent ont amené quelquefois un résultat opposé à celui qu'on poursuivait. J'ai essayé les scarifications pratiquées suivant la méthode du regretté Vidal : quelques améliorations pourraient peut-être leur être attribuées; les cautérisations ignées ponctuées, expérimentées par mon interne, M. Berdal, ont paru leur être préférables. Le traitement interne a semblé, dans un certain nombre de cas, précipiter la résolution de l'induration : il y a lieu, quand on poursuit ce but, d'associer l'emploi des iodures à celui du mercure : les chancres volumineux, qui ont pris nombre des aspects de la gomme, paraissent, comme elle, se trouver bien de l'emploi du traitement mixte.

Une grosse question a été, ces années dernières, agitée autour du chancre, c'est l'opportunité de l'excision de ce dernier, et la possibilité au moyen de celle-ci d'arrêter à tout jamais les progrès de la syphilis ou tout au moins d'en atténuer la gravité : cette question touche plutôt au traitement général de la vérole qu'au pansement du chancre. Les admirateurs de ce traitement de la syphilis sont rares en France : cependant, en face de la possibilité, admise par quelques-uns, mais non démontrée d'une façon certaine, d'atténuer dans quelques cas la gravité de la syphilis, beaucoup de syphiligraphes en sont arrivés à admettre comme une pratique sage d'enlever le chancre quand il siége sur une partie du corps où cette ablation est facile comme sur le fourreau, à la condition que les ganglions de la région ne soient pas encore tuméfiés. Par cette opération on obtiendra une disparition plus rapide du chancre et on courra les chances d'une atténuation de la syphilis, qui, si elle n'est pas démontrée, ne peut non plus être niée d'une façon absolue pour tous les cas. Voir pour plus amples détails sur ce sujet mes leçons sur les affections ulcéreuses des organes génitaux chez l'homme, Doin, édit., Paris, 1892. — *Traitement de la syphilis*, par le professeur Fournier, Rueff et Cie, éditeurs. — Crivelli, Des signes précoces de l'infection syphilitique comme contre-indication du traitement abortif de la syphilis. *Arch. générales de médecine*, 1887. — Jullien, Congrès international des sciences médicales, Copenhague, 1886, et *Union médicale*, 1891. — Thiéry, *Gazette médicale*, Paris, 1888, p. 565.

L'adénopathie syphilitique, en dehors de ces inflammations aiguës que nous avons vues constituer une complication tout à fait exceptionnelle, ne réclame pour ainsi dire pas de traitement. On recommandera au malade d'éviter les grandes fatigues, les contusions de la région : si celui-ci se préoccupe trop de ne point voir opposer un traitement local à la tuméfaction ganglionnaire, on fera appliquer au-dessus d'elle un emplâtre de Vigo dont l'action sur la résolution est plus qu'hypothétique, mais qui apportera au sujet malade un certain soulagement moral; on fera pratiquer quelques badigeonnages iodés.

CHAPITRE II

CHANCRE SIMPLE

1° Caractères généraux du chancre simple

Le chancre simple, décrit encore sous les noms de chancre mou, chancrelle (Diday), chancroïde (Clerc), n'attend pas, contrairement à ce qui s'observe pour le chancre syphilitique, des semaines après l'inoculation pour faire son apparition : c'est quelques jours à peine après l'inoculation, quatre à huit jours, qu'on voit les premiers accidents se montrer ; c'est sous forme d'une petite vésicopustule que la lésion fait son apparition : la durée de cette vésicopustule est tout à fait éphémère, si courte que cette lésion échappe le plus souvent à un observateur non prévenu ; rapidement elle est remplacée par une ulcération à caractères particuliers. La vésicopustule initiale fait défaut, quand le virus chancrelleux est déposé à la surface d'une plaie préexistante, sur une surface dépouillée d'épiderme : celle-ci se transforme immédiatement, sans lésion intermédiaire, de plaie simple en plaie chancrelleuse.

L'ulcération chancrelleuse est une ulcération de *forme arrondie*, parfois régulièrement circulaire, ailleurs ovalaire, elliptique : la forme se modifie avec la disposition des parties sur lesquelles la lésion a pris naissance ; elle devient allongée, fissuraire quand celle-ci siège dans le fond d'un pli, dans le sillon du gland par exemple, dans l'interstice des grandes et des petites lèvres. La convergence de plusieurs chancres simples développés au voisinage les uns des autres donne lieu à la formation de surfaces ulcéreuses étendues, de forme irrégulière, limitées par des bords polycycliques déterminés par l'intersection de cercles d'un diamètre relativement grand.

Le chancre simple n'est naturellement *pas très douloureux*, il ne le devient qu'à la suite de froissements et des irritations extérieures : il est le siège d'un travail sourd donnant naissance à une sensation comparable à celle d'une souris qui rongerait ; cette sensation agaçante et pénible plutôt que douloureuse se reproduit plusieurs fois par jour, par accès d'une à deux heures de durée (Diday). La marche. le frottement des pièces de pansement, le tiraillement de la région malade exagèrent les phénomènes douloureux et le chancre peut devenir sous leur influence le siège de douleurs très vives.

L'ulcération chancrelleuse a toujours une certaine profondeur : ce n'est point une érosion superficielle comme celle de l'accident primitif de la syphilis, c'est une cavité véritable creusée au milieu des tissus. entamant l'épaisseur du derme. *Les bords sont taillés à pic* comme si la plaie avait été faite avec un emporte-pièce ; ils ont le plus ordinairement un millimètre au moins de hauteur : le fond se trouve ainsi fortement déprimé au-dessous des parties environnantes. Les bords sont décollés, minés par la suppuration qui s'insinue au-dessous d'eux, ce qui constitue une rigole de suppuration tout au pourtour de l'ulcère. Diday estime avec raison qu'il y avait lieu de tenir le plus grand compte de cette rigole de suppuration sur laquelle le médecin s'appuie souvent pour établir son diagnostic et trouve qu'au lieu de définir l'ulcère chancrelleux « un ulcère aux *bords taillés à pic* » comme on le fait ordinairement, il vaudrait mieux dire qu'ils sont taillés *plus qu'à pic* puisque le décollement des bords donne à l'ensemble de l'ulcère la forme d'un entonnoir renversé plutôt que celle d'un vase cylindrique. Les deux caractéristiques de l'ulcération chancrelleuse sont l'enfoncement prononcé par suite de la destruction du derme, le décollement des bords minés par la suppuration.

La *base* sur laquelle l'ulcération repose est souple, ce qui a valu au chancre que nous étudions la qualification de chancre mou en opposition avec le chancre syphilitique auquel la résistance chondroïde de sa base a valu la qualification de chancre induré. Souvent cependant on rencontre au-dessous de l'ulcération chancrelleuse un degré plus ou moins accentué d'induration inflammatoire : mais celle-ci n'a le plus ordinairement pas le degré de dureté, les limites nettes de l'induration syphilitique : c'est une induration moins résistante, œdémateuse, aux limites diffuses, ayant les caractères des indurations inflammatoires ordinaires.

Le *fond* de l'ulcération chancrelleuse est inégal, irrégulier, mamelonné, hérissé parfois de papilles volumineuses, distinctes les unes des autres ; il est recouvert d'un enduit mollasse, pultacé, très adhérent, diphthéroïde et épais dans certains cas, blanc jaunâtre. L'ulcère fournit un *pus abondant* présentant les caractères du pus louable des plaies simples : ce pus devient facilement séreux, roussâtre, sanieux à la suite d'irritations artificielles ou de la tendance de la plaie aux altérations gangréneuses. On n'était jusqu'à ces derniers temps parvenu à découvrir dans le pus de la chancrelle, ni par l'examen macroscopique, ni par l'examen microscopique, ni par la culture, aucun caractère, aucun élément particulier et spécifique permettant de reconnaître sa nature spécifique. Quelques auteurs, Ferrari, Mannino, de Lucca, avaient bien déclaré y trouver un bacille, des microbes caractéristiques ; mais aucun des microbes annoncés comme spécifiques n'avaient encore reçu droit de cité définitif dans la science et mon savant ami, le professeur Straus, dont tout le monde connaît la compétence et la sagesse, déclarait, il y a trois ans, ne connaître encore le microbe du chancre simple.

Le seul caractère un peu particulier que nous connaissions au pus du chancre simple nous avait été enseigné par le professeur Leloir et mon collègue Balzer : on rencontre constamment des fibres élastiques en grand nombre, dont la présence permet d'affirmer presque à coup sûr la nature de l'ulcération. Dans les cas où une certaine hésitation existe pour le diagnostic entre une ulcération chancrelleuse, un chancre syphilitique et une ulcération herpétique, la présence de fibres élastiques en quantité notable permettra de déclarer presque à coup sûr la nature chancrelleuse de l'ulcération : celle-ci en effet, atteignant profondément le derme, entraîne avec la suppuration un grand nombre de fibres élastiques ; les autres ulcérations peu destructives, érosives plutôt qu'ulcéreuses, ne détruisent ordinairement que l'épiderme ou les parties les plus superficielles du derme, ne renferment pas ou renferment très peu de fibres élastiques. Le docteur Leloir a donné à ce moyen de diagnostic la qualification de *signe du raclage*.

La caractéristique du pus chancrelleux restait encore comme au temps de Ricord sa facile *inoculabilité* ; le mélange du virus chancrelleux avec des liquides indifférents, eau, sang, pus d'autre nature, glycérine, etc., ne lui enlève pas son pouvoir infectieux ; une goutte jetée dans un demi-verre d'eau peut rendre celui-ci dangereux. Ricord a pu conserver du pus chancrelleux pendant dix-sept jours et constater qu'il était encore virulent : desséché et mélangé plus tard avec de l'eau, il peut rester inoculable pendant une huitaine de jours! Aubert, de Lyon, a montré qu'en chauffant ce pus pendant une heure à 42 degrés ou pendant seize à dix-huit heures à 57 ou 58 degrés on détruit complètement son pouvoir contagieux. L'action de substances chimiques énergiques, capables de détruire la vie organique, arrive au même résultat.

Rollet avait montré que le principe contagieux de la chancrelle réside dans ses éléments solides : en filtrant le pus chancrelleux, on n'obtient de résultats positifs que par l'inoculation des éléments solides restés à la surface du filtre ; l'inoculation des parties liquides fournies par la filtration ne donne plus aucun résultat.

L'inoculabilité facile de la chancrelle a permis de suivre tous les détails de son évolution. Dès le jour qui suit l'inoculation une petite tache rouge, hyperémique se montre dans le point où elle a été pratiquée ; le lendemain, on voit au niveau de ce dernier une saillie papuleuse : le troisième jour, celle-ci est remplacée par une vésicule qui ne tarde pas à suppurer et à devenir vésicopustule. Si cette pustule vient à se rompre, soit par suite d'un frottement accidentel, soit que le médecin l'ouvre volontairement pour voir ce qu'elle recouvre, on constate qu'elle repose sur une petite ulcération présentant déjà tous les caractères du chancre simple : bords taillés à pic, pénétration dans la profondeur du derme, fond irrégulier et granuleux, suppuration abondante. Cette ulcération s'étend rapidement en largeur et en profondeur et il faut mettre obstacle à son développement par une intervention précoce et énergique sous peine de la voir atteindre des proportions considérables. Le pus du chancre d'inoculation est inoculable en séries indéfinies, c'est-à-dire que le pus obtenu par des inoculations successives reste toujours inoculable au porteur de même qu'il est inoculable aux autres personnes; il provoque le développement d'ulcères absolument semblables au premier. Il semble cependant, s'il faut s'en rapporter aux inoculations nombreuses pratiquées par nos prédécesseurs, qu'une région, où des inoculations nombreuses rapprochées ont été pratiquées, devienne moins favorable à l'évolution du virus chancrelleux et l'inoculation y est suivie d'un développement moins parfait de la pustule chancrelleuse.

Le chancre mou, abandonné à lui-même, non aggravé par des conditions extérieures et particulières, parcourt avec une régularité presque fatale le cours de son évolution, la série de ses périodes d'augment, d'état et de déclin. L'ulcération s'étend pendant trois ou quatre semaines conservant tous ses caractères particuliers; puis la tendance à la guérison se dessine, le fond se déterge, des granulations rosées commencent à se montrer au milieu du fond grisâtre; la cavité se comble, les bords s'affaissent et se recollent; la cicatrisation s'opère comme celle d'une plaie simple. En voyant une chancrelle passer ainsi franchement à la guérison et prendre toutes les apparences et les allures d'une plaie simple, on est tenté d'admettre que sa virulence est épuisée et que dans cet épuisement de la virulence se trouve la cause des transformations heureuses auxquelles on assiste; il est loin d'en être ainsi; si la virulense n'existe plus dans un certain nombre de chancres simples en voie de cicatrisation, il s'en faut de beaucoup qu'il en soit ainsi pour tous.

Le pus, recueilli sur un chancre simple en pleine voie de cicatrisation, peut donner des résultats positifs à l'inoculation : le professeur Fournier a vu le pus virulent dans des chancrelles parvenues à un degré déjà très avancé de réparation et il professe avec Ricord que le chancre simple reste chancre jusqu'à ce qu'il soit complètement cicatrisé : il garderait jusqu'à la fin ses propriétés infectieuses et dans ce fait se trouverait l'explication du réveil de certains chancres qui recommencent à grandir et à s'ulcérer au moment où on les croyait sur le point d'être complètement cicatrisés et où on était tenté de les considérer comme arrivés à une guérison définitive. Il faut bien savoir cependant que cette longue persistance de la virulence est loin d'être une règle absolue et que dans nombre de cas le pus recueilli à la surface de chancres simples en voie de cicatrisation a été inoculé sans succès, sans déterminer le développement d'aucune chancrelle.

La plupart des chancrelles parcourent en quatre à six semaines les différentes phases de leur évolution et parviennent en ce laps de temps à leur guérison complète.

Après guérison du chancre simple, une cicatrice indélébile se voit dans la place qu'il occupait et y persiste indéfiniment. C'est une dépression arrondie, à bords taillés à pic, surélevés, très accusés; la forme de cette cicatrice rappelle exactement celle de l'ulcère auquel elle succède : sa coloration est rouge, congestive dans les premiers temps qui suivent la cicatrisation; elle devient plus tard d'une blancheur uniforme : il n'y a pas autour de la cicatrice cette zone, cette aréole pigmentée ordinairement si caractérisée au pourtour de la cicatrice du chancre induré. Au niveau des muqueuses reposant sur un tissu cellulaire lâche, à la face interne du prépuce, dans le sillon glandopréputial, la cicatrice, qui succède au chancre simple peut s'effacer avec le temps.

Nous ne possédions, comme nous venons de le dire, jusqu'à ces derniers temps, aucune notion positive sur la nature du chancre simple, aucune caractéristique absolue ; la caractéristique d'une telle ulcération étant son inoculabilité indéfinie ; le professeur Fournier déclarait qu'il faut considérer comme chancre simple toute ulcération qui, inoculée au malade, reproduit une ulcération semblable à celle dont elle provient (*Dictionnaire de médecine et de chirurgie pratiques*, article *Chancre*). Dans ces dernières années, l'hypothèse avait été émise que toutes les lésions inoculables pourraient bien n'être pas de même nature. S'il fallait en croire Finger, Bumstead, Taylor, le pus recueilli à la surface d'ulcérations banales pourrait donner naissance à des ulcérations inoculables en séries : Pick, Reder, Krause avaient constaté la même propriété dans le

pus provenant d'érosions scabiéiques, pemphigi-
neuses, acnéiques. Finger, en irritant avec la poudre
de sabine des ulcérations banales des régions génitales, avait donné à ces ulcérations l'aspect caractéristique et les propriétés du chancre simple. Sturgis professait que le pus, recueilli à la surface d'un
chancre syphilitique ou d'une plaque muqueuse
irrités, peut donner non seulement au porteur, mais
à tout autre individu, un chancre simple, susceptible
d'être réinoculé en séries sans provoquer l'apparition
d'aucune manifestation de syphilis constitutionnelle.
Pour Taylor, on décrit sous le nom de chancre
simple non seulement la véritable chancrelle, mais
aussi des herpès irrités, des érosions produites par
le contact de liquides vaginaux, des ulcérations cau-
sées par l'inoculation du pus de sujets syphilitiques.

Nous ne saurions, écrivais-je, il y a trois ans[1], nous
ne saurions, dualistes français, admettre de telles
propositions ; nous ne pourrions admettre que ce
que nous appelons chancre simple ait aucune
parenté avec la syphilis et en dérive même dans
quelques cas ; certaines affections syphilitiques
peuvent prendre des aspects de la chancrelle, elles
peuvent en être très difficilement distinguées, ce
n'est pas une raison pour fusionner les unes et les
autres dans une description qui ne peut que jeter
le trouble dans la séparation si légitimement établie par l'École française : à côté du véritable chancre simple, il peut y avoir des érosions analogues et
aussi inoculables, mais incontestablement le chancre
simple, avec son incubation fixe, son évolution
réglée, ses caractères cliniques tranchés, son inocu-

---

1. *Leçons cliniques sur les affections ulcéreuses des organes
génitaux de l'homme*, Doin, édit., Paris, 1891.

labilité indéfinie, son bubon chancreux, ses réveils épidémiques (Mauriac), constitue une unité pathologique : à côté de lui il existe des ulcérations banales ayant des analogies d'aspect, quelques-unes possédant même l'inoculabilité ; il existe des ulcérations syphilitiques à l'aspect chancrelleux ; mais nous pouvons, nous devons distinguer ces ulcérations du chancre simple. Les premières recherches bactériologiques ne nous avaient pas encore fourni les éléments nécessaires pour attester l'individualité de la chancrelle ; cela ne m'empêchait pas d'écrire : un jour viendra certainement où le microscope confirmera la vérité de la doctrine dualiste et permettra de différencier plus nettement encore l'ulcération chancrelleuse des ulcérations similaires.

Les travaux de Ferrari, de Mannino, de Lucca, relatifs à un soi-disant microbe pathogène du chancre simple, n'avaient été accueillis qu'avec un scepticisme légitime. En 1889, au Congrès de dermatologie tenu à Paris, le docteur Ducrey annonçait que, par des inoculations successives pratiquées chez l'homme, on arrivait à débarrasser le pus du chancre simple d'un certain nombre de microbes surajoutés et à isoler une espèce constante qui devait être le microbe pathogène du chancre simple.

Depuis, Unna, Quinquaud et Nicolle sont parvenus à colorer dans les coupes du chancre simple le bacille de ce chancre simple. Ce bacille se présente sous forme de chaînettes qu'Audry, de Toulouse, a pu retrouver dans le pus du bubon chancrelleux. Les travaux de Petersen, de Bonn, les nouvelles recherches de Nicolle, celles de Dubreuilh et Lasnet sont venus confirmer les faits émis par les auteurs précédents.

Le bacille du chancre simple (bacille de Ducrey) se présente sous l'aspect d'un bacille court et trapu, à peine plus long que large ; Nicolle aurait cependant quelquefois vu la longueur égaler quatre fois la largeur : d'après Dubreuilh et Lasnet, leur siège normal serait à l'intérieur des cellules de pus et on ne les rencontrerait en liberté qu'après rupture de ces dernières. Les extrémités sont arrondies : la partie moyenne serait, d'après un certain nombre des histologistes qui se sont livrés à l'étude du microbe de Ducrey, toujours étranglée ; d'autres ne veulent voir dans cet étranglement qu'un résultat artificiel dû à l'action des agents fixateurs employés. Les extrémités sont toujours plus colorées que le centre qui paraît rebelle à l'influence des matières colorantes (Cheinisse). Le bacille se présente fréquemment sous la forme de chaînettes composées de cinq ou six streptobacilles unis bout à bout.

Le streptobacille ne se colore pas par la méthode de Gram ; il n'a pas encore été possible d'en obtenir une culture par aucun des procédés aujourd'hui en usage. Sa présence est constante dans tous les chancres simples ; il n'a pas encore été rencontré dans les ulcérations d'autre nature. Krefty, Audry, Cheinisse, ont trouvé le bacille de Ducrey dans des bubons consécutifs au chancre simple ; mais, le plus ordinairement, il fait défaut.

A la suite des différents travaux que je viens de signaler rapidement, il semble permis d'admettre que le bacille de Ducrey est la cause du véritable chancre simple ; mais l'action des nombreux microbes, qu'on trouve toujours associés à ce bacille, intervient pour une grande part dans la marche du chancre. Il me semble qu'à l'heure présente les conclusions émises par M. Cheinisse dans l'étude qu'il a récemment publiée sur la bactériologie du chancre mou (*Annales de dermatologie et de syphiligraphie*, mars 1894, p. 277) donnent un résumé exact de l'état actuel de la question :

1° Le bacille de Ducrey paraît bien être l'agent spécifique du chancre mou, bien qu'on ne soit pas encore arrivé à le cultiver de manière à pouvoir reproduire la maladie par l'inoculation de ses cultures pures ;

2° Sans affirmer, d'une façon absolue, la spécificité de ce microbe, il faut considérer sa recherche comme un des éléments les plus importants du diagnostic dans les cas difficiles ;

3° Le pus des bubons pris au moment de leur ouverture n'est pas toujours stérile... il n'est pas impossible d'y constater la présence du bacille de Ducrey ; ce n'est que dans les cas où on trouve dans le pus le bacille de Ducrey que l'inoculation de ce pus donne naissance à un chancre typique. C'est là une preuve puissante de la spécificité de ce microbe ;

4° Les microbes qu'on trouve dans le pus du chancre mou, à côté du bacille de Ducrey ne sont pas étrangers à la marche du chancre et peut-être tout particulièrement à la formation du bubon où ils pourraient souvent jouer le rôle de cause efficiente.

Le docteur Nicolle a résumé les procédés de recherche les plus pratiques pour permettre de découvrir le bacille de Ducrey.

Méthode pratique permettant de faire bactériologiquement le diagnostic du chancre mou. — Cette méthode est double ; on peut faire soit une simple coloration, soit, dans les cas délicats, une double.

1° *Procédé de coloration simple.* — Nous employons de préférence à toute autre couleur le violet de gentiane aniliné étendu de son volume d'eau.

On fait une lamelle de pus en raclant très légèrement la surface de l'ulcération, en étendant sans l'écraser le pus recueilli. entre deux lamelles très propres et flambées, en laissant sécher et en fixant par la solution suivante :

Sublimé. . . . . 5 grammes.
Acide acétique. . . . . 1 gramme.
Eau distillée. . . . . 100 grammes.

Le violet de gentiane doit agir pendant une demi- à trois quarts de minute. On lave. on examine dans l'eau, avec l'éclairage Abbé. le miroir plan. l'objectif à immersion 1/12 et l'oculaire 5 de Leitz. On voit les noyaux et les globules blancs colorés en violet, les hématies non teintées. les coccus et les bactéries banales de la peau uniformément et fortement vio- lettes, et les bacilles spécifiques intra et extra-leuco- cytaires avec leurs formes typiques de bacilles tra- pus en navette, isolés, en amas et en chaînes.

Ce procédé, extrêmement pratique, extrêmement rapide, nous a suffi dans tous les cas. Néanmoins nous en donnons un second plus sûr, mais plus délicat.

2° *Procédé de coloration double.* — Ce procédé est calqué sur celui qu'on emploie pour faire le diagnos- tic bactériologique du gonocoque. Il est basé sur ce fait que le bacille de Ducrey ne prend point le Gram, tandis que les autres bactéries le prennent.

On commence par colorer pendant une demi- minute avec le violet de gentiane aniliné étendu, on lave, on passe pendant une demi-minute dans le liquide de Gram, on lave à nouveau, on décolore entièrement la lamelle par l'alcool absolu, on recolore ensuite par une solution de fuchsine de Ziehl étendue au 50ᵉ ou 40ᵉ, on lave une dernière fois et on examine dans l'eau.

Les bactéries de la peau et le coccus qui prennent le Gram sont restés violets, les noyaux des leucocytes et les bacilles de Ducrey sont colorés en rouge rose ; ces derniers offrent toujours leur aspect typique.

Ce procédé est irréprochable : néanmoins, comme il est assez délicat (la présence de fibrine en quantité un peu considérable, une couche un peu trop épaisse, rendent la décoloration après le Gram difficile), nous préférons en général nous en tenir à la coloration simple qui est facile à faire, rapide et sûre.

Aspects variés du chancre simple. — Les *dimensions* du chancre simple sont des plus variables ; elles peuvent ne pas dépasser celles d'une vésicopustule, d'une vésicule d'herpès, d'une pustule d'acné, elles peuvent atteindre les dimensions d'une pièce de cinquante centimes, d'un franc ; ces dernières sont relativement rares, indiquent un certain degré de gravité de l'affection ; on les observe cependant sans qu'il y ait encore tendance à cette complication grave qui a reçu le nom de phagédénisme. Il faut du reste, quand il s'agit d'apprécier la tendance à l'extension d'une ulcération chancrelleuse, établir avant tout si l'on a affaire à un seul chancre devenu très étendu ou si l'on se trouve en présence d'une ulcération formée par la convergence, par la fusion en un seul de plusieurs chancres originairement voisins les uns des autres ; la gravité de l'affection sera très différente dans l'un et l'autre cas.

Certaines chancrelles paraissent ne pas avoir grande tendance à creuser en profondeur et s'étendent plutôt en superficie, constituant des érosions plutôt que des ulcérations ; elles constituent la *forme exulcéreuse* de la maladie ; leur fond n'est pas déprimé, leurs bords ne sont pas taillés à pic ; ce sont de petites érosions circulaires ou plus ou moins allongées, de niveau avec les parties voisines, entourées d'une aréole rouge, recouvertes d'un enduit pultacé.

Au début, le chancre, au lieu d'être représenté par une vésicule reposant sur des tissus légèrement enflammés et peu tuméfiés, se présente quelquefois sous la forme d'une élevure pleine, rouge à sa base, présentant à son sommet un point jaunâtre suppuré, aux apparences *acnéiformes* ; après quelques jours, le bouton se vide et donne naissance à une petite ulcération cractériforme, taillée à pic, à bords décollés, offrant tous les caractères du chancre simple, c'est le *chancre folliculaire*.

Les docteurs Lavergne et Baude (thèse de Lille, 1884) ont décrit une forme *papuleuse* du chancre simple : l'affection débuterait par l'apparition d'une ou plusieurs papules arrondies, du volume d'un pois ou d'une lentille, planes ou légèrement acuminées ; ces papules ont une teinte d'un rose vif, légèrement inflammatoire ; leur base est molle et elles sont indolores, même au toucher. Les papules peuvent s'affaisser et disparaître sans s'être ulcérées : le plus souvent, une vésicopustule se forme à leur sommet : elle peut se dessécher et se cicatriser sans s'ouvrir ou bien elle se rompt et laisse voir le sommet de la papule dénudé et ulcéré ; la petite ulcération ainsi formée peut s'agrandir, s'ulcérer et se transformer en la chancrelle la mieux caractérisée.

Le pus, au lieu de se collecter en une petite vési-copustule, qui se rompt rapidement, peut ne pas rompre l'épiderme, s'infiltrer au-dessous de lui, donner naissance à une lésion aux apparences ecthymateuses ; une croûte brunâtre, arrondie, se forme au-dessus du derme malade, elle voile la destruction du derme et s'élargit au fur et à mesure que celle-ci s'étend ; c'est le *chancre ecthymateux*. Quand on fait sauter la croûte, on met à jour une ulcération qui présente tous les caractères du chancre simple.

Il est des chancres dont la base végète au point qu'ils arrivent à former de véritables tumeurs végétantes, des végétations plus ou moins considérables ; ils ont été désignés sous le nom d'*ulcus elevatum* ; en examinant de près de tels chancres, il est facile de constater, tout au pourtour de leur base, ce décollement de la peau qui constitue une des grandes caractéristiques du chancre simple.

Le chancre simple est ordinairement *multiple;* il peut l'être d'emblée, parce que plusieurs points de la peau ou des muqueuses ont été inoculés simultanément dès le premier contact avec le virus; il peut l'être secondairement, parce que le pus sécrété par un premier chancre a produit plusieurs inoculations successives dans son voisinage ou à distance; il n'est pas rare, dans les points où deux muqueuses sont en contact, de voir deux chancres développés symétriquement, au contact l'un de l'autre : à un chancre du fourreau, par exemple, correspondra un chancre du gland: à un chancre de la face interne de la grande lèvre, un chancre de la face externe de la petite lèvre ; le pus sécrété par l'un a donné lieu à l'inoculation déterminante de l'autre. L'inoculabilité facile et indéfinie du chancre simple conduit presque fatalement à sa multiplicité, et il est peu de malades qui, étant atteints de chancres simples, ne voient quelques chancres secondaires se produire au voisinage du chancre primitif, à la suite de l'inoculation du pus fourni par celui-ci.

2° **Chancre simple suivant les régions**

Le chancre simple des *parties génitales* est particulièrement fréquent dans les points exposés aux déchirures mécaniques, ou dans ceux qui, soumis à une macération habituelle dans les liquides plus ou moins irritants de l'économie, sont, par ce fait même, le siège fréquent d'érosions inflammatoires. C'est ainsi que, chez l'homme, le sillon du gland, le frein, l'orifice préputial, sont le siège le plus habituel du chancre simple : le limbe du prépuce est presque toujours le siège de chancres multiples chez les malades qui, à la suite de chancres du sillon balanopréputial, ont été atteints de phimosis inflammatoire ; en pareil cas, le limbe, irrité par l'écoulement incessant du pus, s'enflamme, s'ulcère. et chaque petite ulcération devient chancrelleuse ; au fond de chaque pli du limbe, se développe une chancrelle, et, quand on tend le prépuce en arrière, l'entrée de celui-ci apparaît entourée d'une couronne de chancres simples.

Le gland, la face interne du prépuce, le fourreau de la verge, sont beaucoup plus rarement atteints que les régions que nous avons déjà signalées ; le méat peut être le point de départ du mal.

Les chancres du *sillon balanopréputial* sont le plus souvent multiples, de forme arrondie ou ovalaire; la fusion de plusieurs chancres peut donner naissance à une bande chancrelleuse occupant le fond du sillon; chez certains malades, cette bande arrive à faire le tour entier du sillon balanopréputial : c'est le chancre circulaire de la rainure.

Le chancre, développé au niveau des fossettes placées sur les côtés du *frein*, amène habituellement la perforation de ce dernier, qui n'est plus représenté que par un pont filiforme correspondant à son bord antérieur : ce pont peut se rompre, et, si l'artère du frein n'a pas été oblitérée au cours du travail destructif, une hémorrhagie abondante se produit.

Après la section complète du frein, celui-ci n'est plus représenté que par deux petits tubercules, situés, l'un à la base du gland, l'autre à la face interne du prépuce. La forme, présentée en ce moment par l'ulcération chancrelleuse, lui a valu le nom de *chancre en raquette*; la partie allongée, représentant le manche, occupe la partie médiane de la face inférieure du gland; la partie évasée, formant le corps de la raquette, occupe la face interne du prépuce.

Certains chancres du sillon balanopréputial creusent profondément et vont jusqu'à perforer l'urèthre.

Les chancres du *limbe* sont fréquents; ils succèdent habituellement à l'inoculation, à ce niveau, du pus fourni par des chancres du sillon balanopréputial, que ceux-ci se soient accompagnés ou non de la production d'un phimosis inflammatoire. Il se produit, au fond des plis de l'anneau préputial, un plus ou moins grand nombre de fissures, d'ulcérations allongées, à bords profonds, taillés à pic, décollés, à surface suppurante et grisâtre, qui ne sont autres que les chancres simples.

La base, sur laquelle ces ulcérations reposent, est, en général, indurée, par suite de l'irritation que le passage répété de l'urine produit à leur niveau. La cicatrice, qui succède à la guérison de tels chancres, peut amener un rétrécissement, une rigidité de l'anneau préputial, qui entraînent à leur suite un phimosis persistant. Les mouvements, les tractions auxquels ces chancrelles sont soumises, rendent leur cicatrisation difficile.

Les chancres du *fourreau* occupent habituellement la partie antérieure; ils sont nettement caractérisés et habituellement multiples; leurs dimensions ne sont pas considérables; la forme folliculaire est commune; à la partie postérieure, les chancres simples deviennent facilement étendus, creusent profondément, et sont recouverts d'une croûte ecthymateuse.

Le chancre simple du *canal* de l'urèthre occupe la partie antérieure, les régions situées en avant de la fosse naviculaire; Ricord a signalé la possibilité d'ulcérations phagédéniques occupant les régions membraneuse et prostatique; en admettant ces observations, déjà fort anciennes, comme incontestables, il faudrait, tout au moins, reconnaître que ce sont des faits exceptionnels, de véritables curiosités pathologiques, avec lesquels le praticien n'aura guère à compter.

Les symptômes du chancre simple de l'urèthre sont : un écoulement toujours peu abondant, beaucoup moins abondant que celui de la blennorrhagie; le pus, qui vient se présenter au méat, est mal lié, moins vert que celui de la blennorrhagie; il renferme souvent des grumeaux, du sang sous forme de stries ou mélangé au pus d'une façon plus intime, et lui donnant une couleur chocolat; l'hémorrhagie peut devenir abondante, au moment de la miction urinaire.

Les douleurs spontanées, celles provoquées par le passage de l'urine ou par le palper, restent localisées au point occupé par l'ulcération, et n'ont pas tendance, comme celles de la blennorrhagie, à s'étendre à une longueur plus ou moins grande du canal.

Le palper, en même temps qu'il éveille la douleur, permet souvent de constater un gonflement inflammatoire de la région que le chancre occupe; il n'est pas rare que la petite plaie, irritée par le contact fréquent de l'urine, repose sur une base de consistance ferme et pouvant rappeler celle du chancre syphilitique.

Quand le chancre siège à l'entrée du canal, il est possible, en écartant les lèvres de celui-ci, de constater, sur une ou sur les deux lèvres, la présence d'une ulcération à bords surélevés et taillés à pic, à fond déprimé, inégal et jaunâtre, ne laissant pas de doute sur sa nature chancrelleuse.

Le chancre simple, en creusant en profondeur, peut amener la perforation du canal de l'urèthre et la production d'une fistule urinaire.

Dans les cas où l'on aura constaté, dans ceux mêmes où l'on ne fera que soupçonner l'existence d'un chancre simple de l'urèthre, il sera prudent de ne pas pratiquer une exploration mécanique de l'urèthre, de ne pas introduire une sonde, de ne pas faire l'examen endoscopique; l'introduction, dans l'urèthre, d'un instrument, quel qu'il soit, pourrait devenir l'occasion d'une inoculation nouvelle, et provoquer le développement de nouveaux chancres. S'il y a grand intérêt à préciser rapidement le diagnostic, il sera plus sage d'inoculer un peu du pus recueilli dans l'urèthre, d'en faire l'examen histologique, de rechercher le bacille de Ducrey ; le résultat positif ou négatif de l'inoculation, de l'examen microscopique, éclairera le diagnostic.

La cicatrice consécutive à un chancre de l'urèthre peut être la cause d'un rétrécissement du canal.

Le chancre simple des *grandes lèvres* est souvent folliculaire ; sur les *petites lèvres*, les *caroncules*, la *fourchette*, il est franchement ulcéreux ; il présente généralement la forme arrondie, mais peut suivre dans son développement la direction d'un pli et se montrer sous la forme d'une ulcération plus ou moins allongée. Il n'est pas rare de voir la grande lèvre, sur laquelle le chancre simple repose, devenir le siège d'une tuméfaction œdémateuse très développée ; la petite lèvre, quand elle se tuméfie, fait une saillie marquée entre les grandes lèvres, se recourbe sur elle-même et devient flexueuse. Les chancres de la vulve sont, en général, très douloureux ; ils sont de ceux qui deviennent le plus facilement phagédéniques ; les chancres du pourtour du *méat* creusent volontiers en profondeur ; ceux du *clitoris*, du *capuchon*, se cicatrisent difficilement et peuvent devenir le point de départ d'une infiltration scléreuse des parties environnantes, dont la réparation est des plus lentes.

Les chancres du *vagin* occupent, le plus ordinairement, sa partie inférieure et se prolongent à l'extérieur, sur la vulve ; leur étendue est, le plus souvent, grande, et leur guérison lente.

Les chancres du *col utérin* ne sont pas absolument rares; il est de règle que leur évolution soit rapide; ce sont habituellement des chancres primitifs; ils peuvent siéger à l'orifice du col ou sur la face vaginale des lèvres; il s'en faut de beaucoup que la lèvre postérieure soit à l'abri de leur développement, comme quelques médecins l'avaient prétendu. Le chancre du col pourrait évoluer, pendant un certain temps, masqué dans les profondeurs de la cavité (Courty). Les chancres du col sont sans profondeur, de couleur jaune, avec bordure rouge, indolents; l'écoulement auquel ils donnent lieu est peu abondant: quelquefois le chancre est saillant et d'aspect papuleux.

Guérin, Bernutz, de Molènes, ont signalé la production de chancres diphtéritiques; ceux-ci débutent par le développement d'éléments herpétiformes, qui convergent rapidement, et se recouvrent d'une couenne d'un blanc jaunâtre ocreux: cette fausse membrane fait saillie au-dessus de la muqueuse, et est entourée par un cercle rouge surélevé; la durée de tels chancres est quelquefois longue. Pour de Molènes, l'aspect de l'enduit diphthéroïde a quelque chose de pathognomonique; nulle autre lésion ne présente un aspect semblable.

Le chancre du col peut être très destructeur, creuser en surface et en profondeur dans la cavité du col, gagner les parois du vagin; mais, même dans ces formes graves, il cède facilement aux traitements qu'on lui oppose.

La métrite chronique, l'atrésie cicatricielle du col, peuvent succéder au chancre de cette région; le pus, en s'écoulant par la vulve, devient, chez un certain nombre de malades, la source d'inoculations secondaires. Le chancre simple ne paraît pas susceptible de remonter dans la cavité de l'utérus.

Le chancre simple de *l'anus*, plus fréquemment observé chez la femme que chez l'homme, peut survenir primitivement, à la suite, le plus ordinairement, des pratiques de la sodomie, ou succéder aux inoculations consécutives aux chancres de la vulve. Il se développe de préférence au fond des plis de la marge de l'anus et peut remonter jusqu'au bord supérieur du sphincter interne qui constitue la limite supérieure. La forme est généralement allongée dans le sens des plis avec formation d'un cul-de-sac à la partie inférieure ; le développement de condylomes est fréquent après la production de chancres simples : ceux-ci sont le plus souvent multiples par suite des inoculations qui se produisent au pourtour du chancre primitif.

Le chancre simple s'accompagne de la production de douleurs vives au moment de la défécation, sous l'influence de la marche, ce qui le fait facilement confondre avec une fissure de l'anus.

La cicatrisation survient souvent dans des limites normales, après trois ou quatre semaines de durée ; la cicatrice, si le chancre était étendu, pourra devenir l'occasion d'un rétrécissement plus ou moins prononcé de l'orifice anal : l'inflammation du rectum pourra se greffer derrière le chancre, amener une hypertrophie des tuniques du rectum qui pourra par elle-même devenir la cause du rétrécissement du rectum (Gosselin).

Le chancre simple a rarement un siège *extra-génital* ; il faut cependant bien connaître la possibilité de son apparition sur des régions plus ou moins éloignées de la zone génitale. Il semble que la chancrelle se développe d'autant plus difficilement, d'autant plus incomplètement que l'inoculation a été pratiquée sur une région plus éloignée de la zone génitale.

Le *chancre simple des doigts* est une des plus fréquentes parmi les localisations extra-génitales de l'affection : sur un total de 5 956 chancres extra-génitaux, le docteur Cheinisse n'a pu relever que cinq exemples de chancres des doigts ; ceux-ci sont ordinairement observés chez des sujets atteints de chancrelles des organes génitaux, qui se sont inoculé accidentellement la lésion au doigt. Les caractères de la chancrelle digitale peuvent être nettement dessinés ; le plus souvent, ils sont incomplets et trompeurs, ressemblent à une brûlure, à une tourniole, à une plaie suppurante simple. Une adénopathie inflammatoire, épitrochléenne, axillaire, accompagne l'ulcération digitale. La guérison est habituellement facile et relativement rapide.

La possibilité du développement spontané du chancre simple sur l'*extrémité céphalique* avait été mise en doute ; Ricord, après avoir publié quelques observations de chancres simples expérimentaux ou spontanés des lèvres, de la gorge, en était arrivé à douter de l'authenticité de ses propres observations lorsqu'il écrivait dans ses leçons sur le chancre : « Jusqu'à ce jour il n'existe pas un fait bien établi de chancre mou développé sur la face, ou, d'une façon plus générale, de chancre mou céphalique ».

Cette opinion était celle de l'immense majorité des syphiligraphes et, en 1867, dans une statistique de plus de 200 cas de chancres céphaliques, le professeur Fournier ne pouvait relever un seul exemple de chancre simple. Depuis lors un certain nombre d'observations de chancres simples de la face, des lèvres, des paupières, ont été publiées, mais beaucoup parmi elles prêtent à la discussion.

Récemment le docteur Jeanselme a publié un exemple de *chancre simple du menton* auquel le succès de l'inoculation expérimentale, la constatation du bacille pathognomonique paraissent donner toute garantie d'authenticité. (*Gazette hebdomadaire de médecine et de chirurgie*, décembre 1895.)

Il semble aujourd'hui que le chancre simple puisse se développer à peu près sur tous les points de la surface du corps et que sa possibilité doive entrer dans l'esprit du médecin qui recherche la nature d'une ulcération, surtout chez un sujet porteur de chancres génitaux simples.

En quelque région qu'il se développe, le chancre extra-génital conserve ses caractères propres, profondeur de l'ulcération, bords taillés à pic et décollés, surface suppurante, coloration jaune.

3° Lymphangites périchancrelleuses.

L'inflammation qui se développe au pourtour du chancre simple se limite habituellement à la production d'un mince liséré rouge et d'un œdème inflammatoire très circonscrit; cependant son importance devient souvent beaucoup plus considérable. Au lieu du décollement peu étendu des bords, qui constitue une des caractéristiques du chancre simple, il peut se produire à son pourtour un véritable phlegmon sous-cutané disséquant susceptible de constituer par son extension une complication réelle. Vidal a observé un malade chez qui le décollement de la peau s'était propagé à toute l'étendue de la verge : l'accident que Ricord a décrit sous le nom de *chancre simple décorticant*, ne paraît être autre qu'un phlegmon diffus chancrelleux parti du chancre simple, fusant à travers le tissu cellulaire sous-cutané et susceptible de décoller la peau du fourreau, de la détacher des corps caverneux dans une grande étendue.

La *lymphangite* consécutive au chancre simple peut se présenter sous forme de lymphangite réticulaire ou sous celle de lymphangite tronculaire. La première s'accompagne d'un œdème plus ou moins considérable des parties au niveau desquelles elle se développe et d'une coloration rouge érysipélateuse de ces parties; c'est ce qu'on observe au niveau des grandes et des petites lèvres qui peuvent être très tuméfiées; au niveau du fourreau de la verge qui, en même temps qu'il est œdématié et tuméfié, devient le siège d'une sensation de pesanteur s'étendant jusqu'à la racine même de la verge.

La lymphangite tronculaire s'observe sur le dos de la verge au niveau des lymphatiques médians. On sent à ce niveau un cordon résistant, sensible, mais d'une consistance beaucoup moins dure que celle du lymphatique syphilitique. Ce cordon est souvent englobé et noyé dans une gaine d'œdème inflammatoire; une traînée rouge nettement indiquée sur la peau permet d'en juger par la vue la direction et l'importance. MM. Le Dentu et Longuet pensent qu'il y a toujours, dans la lymphangite chancrelleuse, invasion simultanée de plusieurs lymphatiques contigus, d'où le caractère diffus et mal limité de la lésion, qui se présente ordinairement sous la forme de traînées larges, mal limitées et non de canaux nettement dessinés.

Les lymphangites, réticulaires ou tronculaires, ne

se montrent pas dans les premiers jours qui suivent
l'apparition du chancre ; le plus souvent, c'est vers la
fin du troisième septenaire de l'existence de celui-ci
qu'on les voit se développer : les lymphangites réticulaires se terminent, dans la plupart des cas, par
résolution ; la suppuration est une terminaison fréquente des lymphangites tronculaires. En pareil cas,
les phénomènes douloureux s'accentuent au niveau
du vaisseau malade ; des élancements répétés se font
sentir dans le point où le pus se collecte ; le plus souvent c'est au niveau d'une valvule lymphatique que
cette collection se fait : en ce point, une tuméfaction
nodulaire se dessine qui vient faire saillie sous la
peau, devient de plus en plus volumineuse, atteint
les dimensions d'une noisette, d'une noix ; cette
tumeur est moins acuminée que ne le sont les abcès
ordinaires et donne plutôt la notion d'une ampoule
pleine de pus (Rollet). La peau s'amincit, devient violacée, se rompt : un pus sanieux, grisâtre, mélangé
d'une plus ou moins grande quantité de sang s'écoule
par l'ouverture. Après la rupture de la peau, l'orifice
formé à son niveau continue à s'ulcérer, s'agrandit ;
en même temps la petite plaie creuse en profondeur ;
les bords sont décollés, déchiquetés, irréguliers,
minces : le fond et les bords sont d'un gris jaunâtre ;
le pus, qui s'écoule de cet abcès, est inoculable au
porteur et généralement assez abondant. Tous les
caractères de l'abcès ainsi formé sont, on le voit, ceux
de l'abcès chancrelleux et tout en lui révèle que le
virus chancrelleux a présidé à sa naissance et contri-
bue à en aggraver les caractères et la marche. Il s'en
faut cependant que l'abcès, survenu au cours d'une
lymphangite chancrelleuse, ait toujours cette marche
grave : chez un nombre de malades heureusement

assez considérable encore, l'abcès une fois ouvert tend à guérir et à se cicatriser rapidement, il a les allures d'un abcès simple et de bonne nature. Quand l'abcès a pris les allures chancrelleuses, sa durée ne se compte pas par jours, elle se prolonge pendant des semaines.

Le phagédénisme se montre volontiers au niveau des lésions secondaires développées, au pourtour du chancre simple, balanites, paraphimosis, phimosis. lymphangites.

Une complication assez fréquente du chancre simple est l'inflammation du ganglion lymphatique où se rendent les vaisseaux lymphatiques de la région. Cette adénite, consécutive au chancre simple, peut revêtir les allures d'une phlegmasie vulgaire ou celles d'une inflammation chancrelleuse : elle est généralement une monoadénite, c'est-à-dire qu'un seul ganglion s'enflamme à la fois et non tout un groupe ganglionnaire, comme cela s'observe à la suite du chancre syphilitique.

L'inflammation ganglionnaire peut être extrêmement légère, les accidents peuvent être des plus bénins ; c'est à peine si on observe quelques élancements au niveau du ganglion, un peu de sensibilité au mouvement ou à la pression, une tuméfaction très peu considérable de la glande. Tous ces phénomènes s'arrêtent rapidement et, quelques jours à peine après être apparus, ils s'atténuent et disparaissent.

Assez souvent, malheureusement, les accidents inflammatoires ne s'arrêtent pas à cette ébauche, la tuméfaction de la glande devient considérable, la sensibilité est vive et très développée, les phénomènes douloureux tant spontanés que provoqués sont très accusés ; la peau est envahie par l'inflammation, elle s'œdématie et rougit : encore à cette époque, la résolution et la guérison sans suppuration sont possibles. Si la suppuration se produit, le pus, qui s'écoule après l'ouverture de l'abcès, peut être un pus de bonne nature, non infectieux, non inoculable, ne possédant pas les qualités virulentes du pus chancrelleux. Aussi, après l'ouverture de l'abcès, la plaie ne présente aucune tendance à l'extension, à l'ulcération, la fermeture et la cicatrisation de l'abcès se produisent rapidement comme à la suite d'un abcès simple.

Mais les choses sont loin de se passer toujours aussi simplement ; une douleur d'une acuité spéciale, survenant au niveau du ganglion qui va devenir malade, marquerait, d'après Diday, le début des accidents ; les phénomènes inflammatoires se développent intenses et aigus, la tuméfaction du ganglion s'accompagne de vives douleurs avec gêne des mouvements, difficulté de la marche ; le tissu cellulaire sous-cutané et la peau sont rapidement envahis ; celle-ci rougit, s'amincit, se rompt et donne issue à un pus aux apparences louables. Mais, phénomène capital, après l'ouverture de l'abcès, celui-ci ne montre aucune tendance à la guérison ; la petite plaie, par laquelle le pus s'est échappé, ne marche pas vers la réparation ; tout au contraire on la voit s'élargir de plus en plus, ses bords sont irréguliers et anfractueux et, au bout de quelques jours, on constate, dans la région que le ganglion occupait, une ulcération profonde, anfractueuse, aux bords déchiquetés et décollés, violacés, au fond fongueux et jaunâtre, d'où s'écoule un pus abondant, sanieux, par moments mélangé de sang; il n'y a aucune tendance à la cicatrisation, c'est un véritable ulcère chancrelleux.

La marche différente de l'adénite dans les différents cas que nous venons d'étudier n'est pas pur effet de hasard; elle correspond à deux affections différentes de la glande.

Les inflammations bénignes, résolutives, celles dans lesquelles la cicatrisation se fait rapidement à la suite de la suppuration, correspondent à des inflammations simples de la glande; celles, dans lesquelles des phénomènes inflammatoires intenses et l'ouverture de l'abcès sont suivis d'un manque absolu de tendance à la cicatrisation et de destruction ulcéreuse envahissante, sont la conséquence d'une infection chancrelleuse de l'organe. Il est souvent possible de retrouver la cause des premières dans des excès de fatigue, dans le manque de soins et de propreté, dans des pansements mal dirigés et malpropres : la raison des secondes échappe généralement à nos recherches, il est impossible de relever aucune des causes que nous venons de mentionner comme ayant provoqué l'explosion des accidents.

La cause de ces adénites graves paraît être la pénétration du virus chancrelleux dans le ganglion et la plupart des auteurs admettent que ce virus est charrié du chancre simple dans le ganglion par les vaisseaux lymphatiques; cette opinion paraît légitimée par certains faits dans lesquels on voit une série d'abcès chancrelleux se former le long du trajet des lymphatiques qui se rendent du chancre simple au ganglion chancrelleux. En pareil cas, on aurait donc plutôt affaire à un chancre ganglionnaire qu'à une véritable adénite : l'inoculation chancrelleuse

serait au début de l'adénite ; la spécificité chancrelleuse se ferait sentir et mettrait son cachet dans
toute son évolution ; elle est la cause de l'intensité des
phénomènes inflammatoires du début ; elle explique
la marche ulcéreuse des accidents après l'ouverture
de l'abcès, le manque de tendance à la cicatrisation,
les propriétés virulentes du pus recueilli au niveau du
ganglion.

Le bubon chancrelleux est particulièrement fréquent à la suite des chancres des régions riches en
vaisseaux lymphatiques, chancres de la rainure, du
méat, du frein, chancres des grandes lèvres.

Le bubon chancrelleux, comme le fait se trouve
signalé dans Hunter, n'occupe jamais que les ganglions superficiels ; il se borne toujours au premier
groupe de glandes auxquelles aboutissent les vaisseaux lymphatiques de la région malade. Ces ganglions constituent comme une barrière que le virus
chancrelleux ne saurait dépasser. Cet arrêt constant
de l'infection chancrelleuse au niveau du premier
groupe ganglionnaire avait fait admettre par Hunter
que les ganglions profonds étaient incapables de
subir l'infection vénérienne ; le professeur Fournier
s'est demandé si le pus, pendant qu'il cheminait à
travers les ganglions lymphatiques, ne se dépouillait
pas de ses propriétés infectieuses.

Le bubon chancrelleux se développe ordinairement dans les premiers temps qui suivent l'apparition du chancre simple : on l'a vu quelquefois survenir à des époques fort tardives : Puche aurait vu
une adénite chancrelleuse se produire trois ans après
le début d'un chancre simple à forme serpigineuse ;
chez un certain nombre de malades, l'adénite se produit dans les jours qui suivent la guérison du chan-

cre ; il ne faut donc pas croire qu'un malade est à l'abri de tout accident nouveau parce que son chancre est cicatrisé.

La division du bubon post-chancrelleux en bubon simple et en bubon chancreux proclamée par Ricord excita une vive opposition de la part de ses contemporains Cullerier, Gibert, Mancc ; peu à peu sa légitimité fut reconnue et, il y a quelques années, l'universalité des auteurs, ou bien peu s'en faut, admettait deux variétés d'adénite post-chancrelleuses : 1° les adénites inflammatoires simples ne différant en rien de celles qui peuvent survenir à la suite d'un traumatisme quelconque ; 2° les adénites chancrelleuses, possédant la virulence chancrelleuse, nées sous l'influence de l'arrivée du virus chancrelleux à l'intérieur du ganglion, évoluant comme une ulcération chancrelleuse, en ayant les tendances destructives et l'inoculabilité.

Il y a quelques années la question n'était donc plus de savoir si, à la suite du chancre simple, on peut voir se produire des adénites simples et des adénites chancrelleuses : le fait était à peu près universellement admis ; la question en litige était de savoir quelle était la fréquence relative de l'une et de l'autre. La statistique du professeur Fournier donnait une adénite sur trois chancres simples ; une statistique générale, basée sur l'ensemble des statistiques d'un certain nombre de médecins, donnait une moyenne de cinq adénites pour neuf chancres. Le bubon chancrelleux vrai formerait les 75 centièmes de la totalité des bubons (Debauge) ; les 70 centièmes (Rollet) ; les 50 centièmes (Ricord) ; les 35 centièmes (Martin, Belhomme, Jullien). On voit combien d'après ces statistiques l'adénite chan-

crelleuse vraie serait fréquente. La question en était
là et paraissait à peu près résolue quand, le
22 novembre 1884, le professeur Straus fit à la
Société de biologie une communication en complet
désaccord avec les statistiques que nous venons de
mentionner et avec les faits qui paraissaient acquis.
L'éminent observateur, ayant pratiqué quarante-
deux fois l'inoculation du pus recueilli au moment
de l'ouverture de bubons suppurés consécutifs à
des chancres simples, n'avait pas une seule fois vu
ces inoculations réussir et donner un résultat positif : pas une fois une chancrelle ne s'était produite
à la suite de ces inoculations.

Des inoculations, pratiquées avec du pus recueilli
au niveau de bubons ouverts depuis plusieurs jours,
étaient aussi restées sans résultat. Un mois plus tard
le professeur Straus communiquait une nouvelle
série de seize observations dans lesquelles les choses
s'étaient passées absolument de même. Nous voilà
bien loin des 75, des 70, des 50 et même des 35 bubons chancrelleux pour 100 adénites. Il faut dire que
M. Straus avait procédé, pour arriver à des résultats
si différents de ceux obtenus avant lui, d'une façon
différente et beaucoup plus minutieuse que celle
de ses prédécesseurs. Au moment de l'ouverture de
l'abcès et pour qu'aucun virus nouveau ne vînt se
mélanger au pus qu'il allait recueillir, M. Straus
désinfectait avec soin la peau au niveau où il allait
pratiquer l'ouverture et il désinfectait aussi ses
instruments. Chaque malade, avant l'incision, est
préalablement rasé ; la tumeur inguinale est lavée
avec une solution forte de sublimé au centième, puis
avec du savon et de l'alcool : les mêmes soins sont
répétés sur le bras à inoculer. Ceci fait, le bubon est

largement et profondément ouvert avec un bistouri trempé dans l'eau phéniquée et flambé au dernier moment. On laisse le pus superficiel s'écouler librement au dehors ; quand la cavité est vidée, on recueille avec le bistouri une goutte de pus le plus profondément possible et on l'inocule au bras. On recouvre la piqûre de l'inoculation avec un verre de montre rigoureusement propre qu'on maintient au moyen d'un morceau de diachylon ; on recouvre le tout de plusieurs tours de bande.

Le bubon ouvert est simplement recouvert d'une couche épaisse de coton maintenue par un spica de l'aine ; il faut avoir soin de n'introduire aucun antiseptique dans la plaie pour ne pas détruire le virus, s'il en existe dans la plaie.

Cinq ou six jours après, le pansement est enlevé et une nouvelle gouttelette de pus est inoculée avec les mêmes précautions qu'au moment de la première ouverture pour constater si la virulence, qui faisait défaut au moment de l'ouverture, ne s'est pas développée dans les jours suivants.

C'est en procédant de la sorte que le professeur Straus était arrivé à supprimer le bubon chancrelleux.

Ainsi de simples précautions d'antisepsie prises au moment où on ouvre le bubon et en le pansant, la suppression de toute cause extérieure d'infection avaient suffi pour empêcher absolument la production de bubons chancrelleux.

Le professeur Straus, en présence de l'insuccès constant des inoculations qu'il venait de pratiquer en s'entourant de simples précautions antiseptiques, arriva à cette hypothèse que le bubon, qui succède au chancre simple, n'est peut-être jamais qu'une adénite simple qui, dans certains cas, deviendrait chancrelleuse, consécutivement à son ouverture, par suite de l'apport au niveau de la plaie du virus chancrelleux soit par les mains, soit par les draps, soit par les pièces à pansement. L'origine toujours extérieure de l'infection chancrelleuse du bubon expliquerait la disparition de celui-ci à la suite de pansements soigneusement antiseptiques.

La possibilité d'une infection directe du ganglion par le virus chancrelleux transporté du chancre à ce ganglion par la voie des lymphatiques se trouvait mise en doute. L'opinion émise par le professeur Straus était en opposition avec celle de ses prédécesseurs et elle souleva de nombreuses protestations.

Que des ganglions ne renfermant pas un pus virulent au moment de leur ouverture possèdent quelques jours plus tard la virulence chancrelleuse, le fait est trop fréquent pour qu'il ait pu échapper à l'attention d'un observateur tel que Ricord; voici comment l'illustre chirurgien de l'hôpital du Midi l'avait expliqué : Il y aurait dans la marche de l'adénite chancrelleuse deux étapes; dans la première, le virus, transporté directement du chancre simple au ganglion par l'intermédiaire des lymphatiques provoque l'inflammation et la suppuration de ce ganglion ; dans la seconde, le processus inflammatoire gagne la zone cellulo-adipeuse qui entoure le ganglion ; cette inflammation va le plus ordinairement aussi jusqu'à la suppuration. A un moment donné, il existe deux foyers de suppuration contigus, mais distincts et séparés par la coque ganglionnaire : le foyer intra-ganglionnaire renferme un pus virulent chancrelleux; le foyer externe, placé dans le tissu cellulaire sous-cutané, renferme un pus vulgaire dépourvu de la virulence chancrelleuse.

Cette séparation des deux pus dure tant que la coque ganglionnaire n'a pas été détruite; après rupture de celle-ci, le mélange des deux pus s'opère et la suppuration extra-ganglionnaire comme la suppuration intra-ganglionnaire possède la virulence chancrelleuse. Dans le cas où le médecin ouvre le foyer extra-ganglionnaire avant qu'il se soit mis en communication avec le pus intra-ganglionnaire, le pus obtenu à l'ouverture ne possède pas la virulence chancrelleuse et son inoculation reste sans résultat : si on inocule le pus recueilli au même niveau quelques jours après l'ouverture, on sera tout étonné de constater qu'il a acquis la virulence chancrelleuse, mais cette transformation s'explique par ce fait que le foyer ganglionnaire s'est mis en communication avec le foyer extra-ganglionnaire et lui a communiqué ses propriétés virulentes. Telle est l'explication que donnait Ricord de cette virulence tardive sur laquelle a insisté M. Straus et qu'il attribue à une infection secondaire de cause externe.

Diday a protesté énergiquement contre une opinion qui voudrait que le bubon ne fût jamais originellement chancrelleux; c'est surtout au nom de la clinique que cette protestation a été faite. Quand un bubon doit être chancrelleux, il se produit dès le début de son développement les symptômes caractéristiques de la virulence : douleur intense, adhérence aux tissus profonds, frissons et fièvre plus marqués qu'avec l'adénite simple, évolution rapide, soulagement moindre à l'ouverture qu'avec un bubon simple; ces symptômes sont accentués vers le cinquième ou sixième jour; les accidents se succèdent avec une sorte d'évolution cyclique, comme dans toute affection infectieuse. Il y a tout un ensemble de symptômes qui permet de reconnaître qu'on se trouve en présence d'un bubon virulent dès avant l'ouverture du bubon, et par conséquent alors qu'il est impossible d'admettre que l'infection soit venue de l'extérieur.

Après l'ouverture du bubon, la transformation chancrelleuse de la plaie ne commence pas par un point limité de celle-ci, pour de là s'étendre à toute la surface, comme le fait devrait se produire dans le cas où l'infection chancrelleuse serait accidentelle et apportée du dehors; tout au contraire, la plaie devient chancrelleuse sur toute sa surface à la fois. ce qui s'explique très bien à la suite d'une infection apportée d'un seul coup sur toute cette surface par le pus ganglionnaire au moment où il a fait irruption à l'extérieur. Enfin si le bubon était toujours et exclusivement infecté par l'extérieur, pourquoi les vésicatoires appliqués dans un but thérapeutique à sa surface avant son ouverture ne deviennent-ils pas, eux aussi, fréquemment chancrelleux? Ne sont-ils pas exposés aux mêmes causes d'infection que le bubon?

Horteloup pensait que si la virulence faisait défaut au moment de l'ouverture de l'abcès et reparaissait quelques jours après, c'est qu'au plus fort de la suppuration il se produit une véritable gangrène qui tue la virulence; celle-ci reparaît quand les parties gangrenées ont été éliminées.

Aubert (de Lyon) a proposé une autre explication. Cet auteur a montré que le pus chancrelleux perd ses propriétés virulentes quand il est maintenu pendant un certain temps à une température moyenne.

La température du ganglion suppuré serait, avant son ouverture, suffisante pour tuer la virulence ; après l'ouverture, la température de la cavité suppurante baisse, et le pus reprend sa virulence. C'est ainsi que le maître lyonnais explique l'insuccès des inoculations pratiquées au moment de l'ouverture de l'abcès ; leur succès, quelques jours après.

Des expériences nouvelles ne tardèrent pas à montrer qu'il est possible, dans quelques cas, d'obtenir des inoculations positives, même en s'entourant de toutes les précautions recommandées par M. Straus. Cet auteur voyait un bubon prendre les caractères chancrelleux et fournir un pus donnant à l'inoculation des résultats positifs, bien qu'il eût procédé lui-même à l'ouverture de l'abcès et à son isolement sous le pansement ouaté.

Dans le service de mon collègue Mauriac, M. Le Roy, son interne, voyait un bubon prendre aussi l'aspect chancrelleux, donner des résultats positifs à l'inoculation, bien qu'il eût scrupuleusement observé à l'ouverture et dans le pansement toutes les règles recommandées par le professeur Straus.

Un de mes internes, le docteur Crivelli, reprit en grand dans mon service les expériences du professeur Straus ; le résultat de ses recherches a été publié dans les *Archives de médecine* 1887 (*De la virulence du bubon qui accompagne le chancre mou*), dans un mémoire où la question des inoculations chancrelleuses se trouve analysée et discutée avec une rigueur éminemment scientifique. Soixante-trois inoculations ont été pratiquées immédiatement après l'ouverture de l'abcès : trois seulement ont donné des résultats positifs ; quarante-huit inoculations ont été pratiquées dans les jours qui ont suivi l'ouverture de l'abcès, quarante-cinq sont restées sans résultat, trois ont été positives.

Mon collègue Humbert a obtenu deux résultats positifs sur trente et une inoculations pratiquées immédiatement après l'ouverture du bubon ; douze réinoculations, pratiquées dans les jours qui suivirent l'ouverture, ont donné deux résultats positifs. Sept inoculations donnaient, entre les mains de M. Mauriac, sept résultats négatifs ; le professeur Fournier obtenait un succès sur cinq inoculations ; M. A. Robin, cinq insuccès sur cinq inoculations ; le professeur Spillmann, dix insuccès sur dix inoculations.

De toutes ces observations, un fait découle : c'est que le bubon peut être virulent, chancrelleux d'emblée, qu'il ne tire pas fatalement sa virulence d'une infection venue accidentellement de l'extérieur ; le virus peut, comme le professaient Hunter et Ricord, être transporté directement de la chancrelle au ganglion par l'intermédiaire des vaisseaux lymphatiques ; il y a bien réellement des bubons simplement inflammatoires et des bubons chancrelleux d'emblée : c'est un fait que le professeur Straus lui-même fut le premier à reconnaître et à proclamer dès qu'une inoculation positive fut observée chez un malade, pour le pansement duquel on avait pris toutes les précautions antiseptiques. Des observations histologiques récentes (Kerfty, Audry, Cheynisse) sont venues montrer qu'il était possible de constater le bacille de Ducrey à l'ouverture des bubons post-chancrelleux. Si le fait de l'infection chancrelleuse d'emblée du bubon est incontestable, la proportion, le rapport numérique des adénites simplement inflammatoires et des adénites chancrelleuses est tout autre qu'on ne l'avait admis avant les recherches de M. Straus : toutes les statistiques antérieures à la sienne se trouvent surchargées par l'apport de bubons secondairement chancrelleux, pour lesquels on n'avait même pas soupçonné la possibilité d'une infection de cause externe. Le mémoire du docteur Crivelli renferme une observation très intéressante au point de vue qui nous occupe : Un malade entre dans le service, porteur d'un bubon de l'aine gauche déjà ouvert et présentant des caractères chancrelleux bien nets ; un second bubon est en évolution dans l'aine droite ; ce dernier est ouvert cinq jours après l'entrée du malade et soigneusement recouvert d'un pansement ouaté : le pus recueilli au niveau de ce bubon, soit immédiatement, soit quelques jours après son ouverture, ne donne pas de résultats à l'inoculation ; le bubon se cicatrise en quelques jours, tandis que son congénère est toujours chancrelleux et met plusieurs semaines à se cicatriser. Le pansement par occlusion empêcha le second bubon d'être infecté par voie externe, le garantit de l'infection chancrelleuse à laquelle son congénère, non protégé à ses débuts contre l'apport du virus chancrelleux par l'extérieur, n'avait pu échapper.

En résumé, l'immense majorité des adénites qui surviennent au cours et comme complication du chancre mou, sont des adénites simples, simplement inflammatoires. Des bubons chancrelleux, quelques-uns, mais c'est la grande minorité, doivent leur virulence au transport direct du virus chancrelleux de l'ulcération chancreuse au ganglion, par l'intermédiaire des vaisseaux lymphatiques ; des bubons chancrelleux observés par nos devanciers, la plupart trouvaient l'origine de leur virulence dans

l'apport accidentel du virus chancrelleux à leur surface après leur ouverture. Le professeur Straus a
rendu un service considérable aux malades en montrant cette origine presque toujours accidentelle et
de cause externe de l'infection chancrelleuse du
bubon : prévenus et mis en garde par lui, nous par-
venons, avec une asepsie rigoureuse, à garantir nos
malades des infections secondaires : grâce aux précautions que l'éminent professeur nous a indiquées,
le bubon chancrelleux est devenu d'une extrême
rareté ; nous avons vu presque disparaître cette complication si grave et si redoutée du chancre simple.

L'histoire des inflammations qui se développent
au pourtour du chancre simple est, comme on le
voit, des plus intéressantes : ces inflammations, en
effet, ne possèdent pas toutes, comme cela paraîtrait
naturel à première vue, la virulence propre à la plaie
qui leur a donné naissance ; toutes ne sont pas, à
proprement parler, chancrelleuses ; elles ne portent
pas en elles le virus chancrelleux. Parmi les inflammations développées au pourtour du chancre simple,
les unes restent des inflammations simples, banales,
les autres sont des inflammations spécifiques et virulentes ; les premières ne diffèrent pas des inflammations qui peuvent se produire au pourtour d'une plaie
vulgaire, elles en ont les allures, elles peuvent se ter-
miner par résolution et ne suppurent pas fatalement ; l'inoculation du pus recueilli à leur surface
n'est pas suivie du développement d'une chancrelle
nouvelle ; les dernières possèdent les qualités infectieuses et virulentes du chancre simple lui-même,
elles sont vouées fatalement à la suppuration, et le
pus qu'elles fournissent provoque par son inoculation le développement de nouveaux chancres simples

Les inflammations banales, qui se développent au pourtour du chancre simple, sont dues à l'action des nombreux microbes qu'on trouve associés au bacille de Ducrey dans le pus du chancre simple; elles n'ont pas la gravité des inflammations spécifiques, chancrelleuses. Il est possible, par une asepsie et une antisepsie régulières, de diminuer considérablement la fréquence des inflammations chancrelleuses.

4° Complications du chancre simple.

L'inflammation du prépuce peut, à la suite d'un œdème considérable et de la perte d'élasticité de l'organe, amener un phimosis ou un paraphimosis.

Dans le cas de *phimosis*, le prépuce œdémateux atteint quelquefois des proportions considérables; sa couleur est d'un rouge vif; la peau œdématiée présente une certaine transparence: le malade accuse une sensation de tension et la production d'élancements; le contact des vêtements, la marche, un attouchement quelconque réveillent et exaspèrent ces élancements. La verge, rouge, tuméfiée, surtout dans son extrémité libre qui présente une forme ovalaire, prend cette forme particulière qui lui a valu le nom de verge en battant de cloche; d'autres fois l'extrémité du prépuce se contourne en forme de vrille. Un pus abondant, épais, phlegmoneux, s'écoule par l'orifice antérieur du prépuce : souvent une certaine quantité de sang vient se mélanger au pus, au milieu duquel elle se présente sous forme de stries, ou, se combinant plus intimement avec lui, elle lui donne une couleur chocolat. Ce pus, provenant des chancres simples, situés au-dessous du prépuce, renferme le virus chancrelleux et devient,

par son contact habituel avec le limbe du prépuce,
l'occasion d'inoculations multiples de ce dernier :
aussi est-ce l'habitude, chez les malades atteints de
phimosis à la suite de chancres simples du sillon
balano-préputial, de voir se former tout autour de
l'orifice préputial toute une série de petits chancres
fissuraires, qui occupent le fond des différents plis
que présente l'anneau. L'urine, en passant sur cet
orifice ainsi malade, provoque de vives douleurs;
elle augmente par son contact l'irritation déjà existante et amène le développement d'une induration
inflammatoire très accusée des tissus.

L'écoulement difficile du pus en dehors d'un prépuce ainsi malade est suivi de sa stase et de son
accumulation dans le sillon balano-préputial, où il
amène une distension progressive du prépuce. Une
saillie globuleuse et lisse se forme à l'extérieur, au
niveau où le pus se trouve ainsi accumulé; la peau
s'amincit progressivement à ce niveau, rougit, puis
se gangrène; une eschare se forme au sommet de la
saillie, et, au moment où elle se détache, on constate à son niveau une perforation complète, plus
ou moins étendue, du prépuce; un pus normal ou
sanguinolent s'échappe à travers cette ouverture, à
travers laquelle on aperçoit la surface du gland. La
formation de cette fistule amène la disparition des
phénomènes de distension et d'étranglement qui
avaient accompagné l'accumulation du pus au-dessous du prépuce. La plaie, formée par la rupture de
la peau, peut se cicatriser rapidement; elle peut, au
contraire, revêtir une marche ulcéreuse et extensive
et présenter les caractères et les allures des ulcérations chancrelleuses; si la perforation de la peau est
étendue, le gland vient faire hernie à travers elle.

Le *paraphimosis* est une complication des ulcérations chancrelleuses plus rare que le phimosis; il peut être incomplet, permettre difficilement, mais permettre encore de ramener le prépuce au-dessus du gland: il peut être complet et absolument irréductible. Dans ce dernier cas, le gland, comprimé à sa base, apparaît congestionné et violacé; le prépuce forme en arrière de lui un bourrelet œdémateux considérable : le plus souvent, au fond des plis qui sillonnent ce bourrelet œdémateux, une série de chancres simples se développent, qui finissent, en se fusionnant, par former un chancre unique allongé occupant tout le fond, toute la longueur du pli principal; ces chancres multiples sont dus à l'inoculation facile du virus chancrelleux au niveau des nombreuses ulcérations inflammatoires ou traumatiques qui se forment à la suite du paraphimosis. C'est un grand danger du paraphimosis développé au cours du chancre simple que cette possibilité des réinoculations multiples; mais, par contre, toutes ces ulcérations siégeant à découvert, il est facile de les attaquer directement et énergiquement, de supprimer leur virulence et d'en obtenir assez rapidement la guérison.

Phagédénisme.

Le *phagédénisme* est une complication rare du chancre syphilitique. Par phagédénisme, on entend une tendance à la destruction dépassant dans des proportions notables la tendance ulcéreuse habituelle; cette tendance peut s'exercer d'une façon aiguë ou suraiguë, subaiguë ou chronique. L'action destructive du phagédénisme peut s'exercer de deux façons différentes : par un processus moléculaire, dans lequel la destruction se fait d'une façon pour ainsi dire insensible, ou par un processus gangreneux, dans lequel la destruction se fait en masse. Dans le phagédénisme moléculaire, qui constitue le véritable type du phagédénisme, les tissus sont rongés, minés de proche en proche par le travail pathologique, il n'y a pas élimination de parcelles volumineuses de tissu ; c'est la continuité d'une élimination incessante et non massive, qui devient la cause de la profondeur des délabrements.

Le fond, les bords d'un tel ulcère phagédénique sont recouverts d'une masse pulpeuse, grisâtre ou noirâtre ; quelquefois un enduit diphtéroïde, blanc grisâtre, fortement adhérent, le recouvre ; les bords sont mollasses ; la peau avoisinante est rouge et violacée.

La destruction phagédénique s'exerce tantôt en surface (phagédénisme serpigineux), tantôt en profondeur (phagédénisme térébrant). En cas de phagédénisme serpigineux, la guérison et la cicatrisation des parties primitivement atteintes peuvent se faire tandis que l'ulcération continue à s'étendre périphériquement, élargit son cercle en atteignant de nouveaux tissus, c'est le phagédénisme dit ambulant ou serpigineux : la lésion se présente alors sous la forme d'une bandelette d'ulcération plus ou moins étroite, figurant un cercle entier ou des fragments de cercle, encadrant une surface cicatricielle.

La rapidité de marche du phagédénisme est extrêmement variable ; elle peut être lente, essentiellement chronique ; elle peut être suraiguë et amener en quelques jours, en quelques heures, des destructions de tissus considérables, des délabrements énormes.

Certains phagédénismes superficiels, serpigineux, se font remarquer par leur durée indéfinie, par l'extension considérable qu'ils peuvent acquérir, par l'importance des cicatrices qu'ils laissent derrière eux : on les voit s'étendre du point où ils ont pris naissance sur les régions avoisinantes, puis peu à peu gagner des régions parfois très éloignées; leur importance n'est en elle-même jamais considérable; la surface qu'ils occupent à la fois est toujours très limitée, elle forme une bande ulcéreuse d'un centimètre de large environ, recouverte d'une croûte sèche; elle décrit des figures circulaires, migratrices, qui laissent derrière elles un tissu cicatriciel quelquefois très épais, irrégulier, traversé par des brides fibreuses; celles-ci peuvent amener dans certaines régions des immobilités articulaires, des atrésies des orifices naturels. Le professeur Fournier a publié l'observation d'un malade chez qui un chancre simple phagédénique n'avait pu être arrêté par quatorze ans de traitement et avait successivement parcouru l'aine, le flanc, les lombes, la fesse, la cuisse du côté malade.

Le phagédénisme térébrant peut amener des destructions de tissu considérables; il peut, suivant son siège, devenir l'origine de désordres graves de l'économie; on l'a vu amener la perforation de l'urèthre et une fistule uréthrale, l'ouverture de vaisseaux sanguins volumineux et des hémorrhagies mortelles. Un fait cependant est remarquable : le phagédénisme, en apparence le plus grave et le plus destructeur, peut s'arrêter subitement et définitivement le jour où il arrive au contact d'un tissu de nature autre que celui qu'il vient de détruire, d'un muscle, d'une aponévrose ; on le voit souvent disséquer les vaisseaux et les muscles sans porter la moindre atteinte à leur tissu.

Le phagédénisme ne résulte pas de l'action d'un virus particulier ; un chancre phagédénique résulte souvent de l'inoculation du pus du chancre le plus simple et le plus bénin ; l'inoculation du pus provenant d'un chancre phagédénique ne donnera, le plus souvent, qu'un chancre sans gravité qui évoluera de la façon la plus régulière. On a vu le bubon survenu au cours, et comme complication, d'une chancrelle bénigne, prendre des allures phagédéniques. Il paraît donc bien établi que ce n'est pas dans l'existence d'un virus spécial qu'il faut chercher la cause de production du phagédénisme ; c'est bien plutôt dans un mauvais état de la constitution générale, dans l'action de causes locales spéciales qu'il faut chercher l'origine de cette complication.

Le phagédénisme paraît souvent résulter d'un appauvrissement antérieur de l'économie ou d'irritations répétées des surfaces malades : parmi les mauvais états généraux susceptibles de provoquer cette complication, on a signalé l'éthylisme, l'impaludisme, les fatigues excessives, les dépressions morales, etc. ; au nombre des irritations répétées figurent les frottements répétés, la malpropreté, les pansements mal faits. Il est une cause qu'il faut bien connaître, parmi celles qui ont paru provoquer le développement du phagédénisme au niveau du chancre simple, c'est l'emploi des corps gras.

C'est chose curieuse de voir combien facilement nombre de chancres simples s'irritent au contact des graisses, s'enflamment et sont susceptibles de se compliquer de phagédénisme ou de gangrène.

La pénétration du virus chancrelleux dans le tissu cellulaire sous-cutané constitue une condition provocatrice très active pour le développement du phagédénisme : on a plus d'une fois signalé le développement du phagédénisme à la suite d'inoculations expérimentales, quand l'opérateur avait introduit le pus chancrelleux dans les mailles du tissu cellulaire sous-cutané. Un autre exemple de la gravité de la pénétration du pus chancrelleux dans le tissu cellulaire sous-cutané se trouve dans la production de ces chancres que Ricord a décrits sous le nom de chancres disséquants et qui sont caractérisés par le développement rapide d'une nappe de pus entre la peau et les corps caverneux, d'où une véritable dissection pathologique de ceux-ci.

La *gangrène* est une complication relativement assez fréquente à la suite du chancre simple. Un chancre simple ordinaire et découvert peut à un moment subir la transformation gangreneuse; sa surface qui était simplement recouverte de l'enduit purulent et jaunâtre ordinaire, se recouvre d'une eschare noirâtre adhérente; les bords de l'ulcération sont d'un rouge intense et violacé, très œdématiés; la plaque gangreneuse peut se limiter sans tarder ou bien elle s'étend progressivement. Le plus fréquemment c'est au cours du phimosis inflammatoire, qui accompagne le chancre simple, que la gangrène se produit. Le prépuce se tuméfie surtout vers sa base; il devient d'un rouge violacé, tendu, luisant. L'écoulement purulent, qui se faisait par l'orifice du prépuce, change de caractères : il se mélange d'une plus ou moins grande quantité de sang, prend la couleur chocolat; quelquefois on le voit se charger de gouttelettes huileuses, ce qui était pour Horteloup un des signes les plus certains de la production d'un travail gangreneux au-dessous du prépuce. Le pus peut présenter d'une façon très prononcée l'odeur fétide propre aux tissus gangrenés. Sur la peau distendue et violacée, on voit apparaître au niveau de la ligne médiane et supérieure du prépuce une ou plusieurs phlyctènes; à celles-ci succède bientôt une plaque gangreneuse dont les dimensions ne dépassent pas, dans la plupart des cas, celles d'une pièce de cinquante centimes : au moment où celle-ci se détache, une perforation de la peau du prépuce apparaît au niveau qu'elle occupait; à travers cette perforation, le gland vient faire irruption au dehors, comme Diday le dit : « il vient montrer le nez à la fenêtre ». Chez quelques malades, la gangrène du prépuce envahit tout le pourtour de celui-ci au niveau du sillon glando-préputial; quand l'eschare se détache, le prépuce tombe dans son entier et le malade paraît avoir subi une véritable circoncision au niveau de la base du gland, qui restera désormais complètement découvert. La cause de cette forme spéciale de la gangrène trouve son explication dans la compression réciproque qu'exercent l'un sur l'autre le gland et le prépuce tuméfiés : il se produit un véritable étranglement par suite de la pression que le gland enflammé, turgescent, devenu plus volumineux exerce sur le prépuce épaissi par l'inflammation et dépouillé de son élasticité; la circulation sanguine se fait insuffisante ou se trouve suspendue dans les vaisseaux de la base du prépuce, les échanges nutritifs deviennent insuffisants et la gangrène se produit : l'accumulation du pus dans le sillon glando-préputial en augmentant les phénomènes de tension facilite aussi la mortification. Dans cette forme de gangrène, la peau voisine du frein échappe à la gêne générale de la circulation, et survit à la mortification des autres parties de l'organe : aussi, après le détachement du prépuce mortifié, on voit persister à la base de l'organe un morceau de peau isolé et flottant, véritable jabot, appendice disgracieux dont le malade réclame le plus souvent l'ablation après la cicatrisation des parties malades.

La chute du prépuce gangrené ou son ouverture artificielle, dans les cas où le médecin croit devoir intervenir chirurgicalement, mettent généralement à découvert un certain nombre de plaques gangreneuses du sillon balano-préputial ou de la surface du gland ; ces plaques gangreneuses correspondent aux points que le ou les chancres simples occupaient. Quelquefois ce sont des plaques petites et multiples ; ailleurs c'est une eschare volumineuse occupant une grande étendue de la base du gland. La profondeur des surfaces atteintes par la gangrène est très variable : ici superficielles, elles creusent profondément dans d'autres cas et on peut les voir aller jusqu'à ouvrir le canal de l'urèthre et occasionner la production d'une fistule uréthrale.

Quand la perforation ou la chute entière du prépuce a mis le gland à découvert, il est de règle de voir la plaie préputiale et les ulcérations du gland simples ou encore recouvertes de leur eschare, marcher vers la guérison. Toute tendance à la destruction gangreneuse, toute tendance même à l'ulcération chancrelleuse ont disparu ; les plaies se comportent comme des plaies simples, de bonne nature et marchent rapidement vers la guérison. C'est un fait capital dans l'histoire du chancre simple que la perte des propriétés virulentes et infectieuses du chancre à la suite du développement de la gangrène : nul moyen thérapeutique ne saurait réaliser avec une égale sûreté la destruction complète et définitive du pouvoir virulent.

Chez quelques malades, au moment où la gangrène se déclare au niveau de l'ulcération chancrelleuse, des phénomènes généraux se manifestent indiquant l'altération profonde de l'économie; des accidents d'embarras gastrique, une fièvre plus ou moins élevée, des accidents ataxo-adynamiques, un état typhoïde traduisent une infection générale de l'organisme.

L'élimination des eschares est quelquefois accompagnée d'hémorrhagies sérieuses, graves, dues à l'oblitération incomplète de vaisseaux d'un certain calibre.

Dans les formes les plus graves de la gangrène périchancrelleuse, on voit, alors qu'aucune compression ou distension des tissus n'explique son développement, une petite eschare se former à la surface du chancre et s'agrandir rapidement; elle peut envahir la peau de la verge dans toute son étendue, s'étendre sur les bourses; il est fréquent de la voir s'arrêter à la surface des corps caverneux et respecter ceux-ci. Dans des formes plus graves encore de la complication, la gangrène ne se limite pas à la peau et ne se contente pas de s'étendre en surface, elle gagne en profondeur, creuse et détruit les tissus au-dessus desquels elle s'est développée; c'est ainsi qu'on la voit perforer l'urèthre, détruire rapidement une partie plus ou moins considérable du gland et des corps caverneux, quelquefois la totalité de la verge; après quelques jours de maladie, quand les accidents s'arrêtent et la gangrène se limite, le malade sort définitivement mutilé. C'est au cours de ces formes malignes de la gangrène, qu'on voit se montrer les altérations profondes de la santé générale : élévation de la température, embarras gastrique intense, voire même état typhoïde, ataxo-adynamique.

Les causes exactes de complications aussi sérieuses sont encore mal connues ; on a bien invoqué les causes prédisposantes habituelles de la gangrène, du phagédénisme, le mauvais état de la santé générale, la malpropreté, les soins mal compris : encore faut-il avouer que les facteurs de cette étiologie banale font bien souvent défaut, et qu'on peut voir l'accident éclater chez des hommes jeunes, en pleine vigueur, ayant apporté dans le traitement de leur maladie toutes les règles prescrites par l'hygiène et la thérapeutique les plus rigoureuses.

La cause vraie de tels accidents est probablement dans l'inoculation secondaire du vibrion septique capable de produire la gangrène, et celle-ci n'est sans doute qu'un chapitre des lymphangites septiques.

5° Chancre mixte.

Le professeur Rollet (de Lyon) a montré que certains chancres présentaient, à la fois ou successivement, les caractères du chancre simple et du chancre syphilitique ; il a donné à ces chancres le nom de *chancres mixtes*. Il est certain qu'à la suite de l'inoculation simultanée ou successive du virus syphilitique et du virus chancrelleux, en un même point de l'économie, il peut se développer, en ce point, une ulcération qui présentera à la fois les caractères des ulcérations chancrelleuse et syphilitique, caractères qu'on ne rencontre ordinairement qu'à l'état isolé, parce que l'inoculation de l'un ou l'autre virus se fait rarement à une époque très rapprochée ou d'une façon simultanée, chez un même sujet. L'inoculation des deux virus, qui doit amener le développement du chancre mixte, peut se faire simultanément, dans un seul contact avec un sujet, porteur, à la fois, d'ulcères chancrelleux et de lésions syphilitiques. D'autres fois, les deux inoculations se font d'une façon successive : un sujet a eu contact avec un sujet syphilitique; infecté déjà, il est en période d'incubation, et ne doit présenter que quelques semaines plus tard, l'accident initial de la syphilis; il se considère et agit comme sain: mais, jouant de malheur, il se trouve venir, quelques jours après la première infection, en contact avec un sujet atteint d'ulcérations chancrelleuses; ici les deux inoculations se trouvent être successives, mais, en raison du développement plus rapide du virus chancrelleux, les effets de ce virus et du virus syphilitique pourront se produire simultanément et parallèlement. Plus rarement, un malade indélicat, porteur d'un chancre simple, trouvant excusable de rendre au prochain ce qui lui a été donné à lui-même, ou se croyant atteint d'une simple érosion herpétique, ira s'exposer à l'inoculation syphilitique.

On voit que, suivant le cas, l'inoculation des deux virus pourra être simultanée, successive, et, dans ce dernier cas, le virus syphilitique est, le plus souvent, inoculé avant le virus chancrelleux, celui-ci se trouvant accidentellement inoculé pendant la période d'incubation de la syphilis. L'inoculation simultanée des deux virus peut, nous l'avons vu, se faire par un sujet porteur, à la fois, d'une lésion syphilitique et d'une ulcération chancrelleuse; elle pourrait encore se faire au niveau d'un chancre mixte, celui-ci possédant à la fois les propriétés du chancre syphilitique et du chancre simple. Quelques auteurs admettent qu'un sujet en puissance de syphilis et porteur d'une chancrelle, alors même qu'il ne présente aucune lésion extérieure syphilitique, peut donner l'inoculation simultanée des deux virus; les humeurs mêmes du syphilitique étant inoculables, les sécrétions et les hémorrhagies qui se font au niveau d'une chancrelle, chez un syphilitique, peuvent donner l'infection syphilitique, en même temps que l'infection chancrelleuse. Certains auteurs professent que le pus chancrelleux d'un sujet syphilitique ne deviendrait capable de donner l'infection syphilitique en même temps que l'infection chancrelleuse, que dans les cas où une certaine quantité de sang vient se mélanger au pus.

Le chancre mixte n'est, pour ainsi dire, jamais mixte d'emblée; le plus souvent, c'est par la phase chancrelleuse que l'affection débute; pendant un temps plus ou moins long, le médecin reste en présence d'une ulcération n'ayant que les caractères du chancre simple; puis, à un moment donné, les caractères se modifient, le fond s'élève et devient moins déprimé; la suppuration diminue, le fond est moins inégal, sa couleur passe du jaune au rouge, les tissus voisins de l'ulcération s'indurent et deviennent chondroïdes; l'adénopathie inguinale se développe. Il est facile de comprendre pourquoi les phénomènes chancrelleux précèdent ordinairemeut l'apparition des signes caractéristiques du chancre syphilitique; cet ordre de succession est la conséquence

de la durée, fort inégale. d'incubation de l'un et
l'autre chancre : le chancre simple se montre cinq
jours après l'inoculation ; le chancre syphilitique, un
mois environ après elle. Si l'infection chancrelleuse
a lieu le même jour que l'infection syphilitique, le
chancre simple se montrera vingt-cinq jours avant
le chancre syphilitique ; l'inoculation chancrelleuse
pourra se faire après l'inoculation de la syphilis. et
cependant le chancre simple se montrera encore le
premier ; il suffira que le virus chancrelleux soit inoculé dans les premières semaines de l'incubation
syphilitique, pour que le chancre simple, grâce à sa
courte incubation de cinq jours. se montre un plus
ou moins grand nombre de jours avant le chancre
syphilitique, dont l'incubation est longue.

L'apparition successive, la fusion des symptômes
chancrelleux et syphilitiques au niveau d'une même
ulcération est une cause de grand embarras pour le
diagnostic médical ; elle l'était surtout avant que le
professeur Rollet eût mis en lumière la possibilité
d'évolution des deux ulcérations. chancrelleuse et
syphilitique, en un même point de l'économie, à la
suite de l'inoculation simultanée ou successive des
deux virus en cette même région.

Un chancre mixte peut commencer par la période
syphilitique. présenter, pendant un certain temps,
tous les attributs du chancre syphilitique, et rien que
ces attributs ; ne présenter que consécutivement, et
plus ou moins tardivement, les caractères de la chancrelle ; mais ce début est de beaucoup plus rare que
le début par les apparences chancrelleuses ; il peut
s'observer, en particulier, chez des sujets atteints. à
la fois, de chancre syphilitique et de chancres simples,
chez lesquels le pus des derniers vient s'inoculer à la

surface des premiers. En pareil cas, la surface du chancre induré perd son état lisse et sa couleur spéciale ; le chancre se creuse ; son fond devient irrégulier, tomenteux, jaunâtre, profondément déprimé ; les bords peuvent se décoller ; l'ulcération, qui se faisait remarquer par sa sécheresse, se met à suppurer ; le noyau d'induration se détruit dans une plus ou moins grande hauteur ; il peut disparaître en totalité ; en un mot, les caractères chancrelleux se mélangent et se substituent aux caractères syphilitiques de l'ulcération. Le pus, recueilli à la surface de l'ulcération ainsi modifiée, est devenu inoculable au porteur ; de petits chancres, aux aspects chancrelleux, peuvent se produire au voisinage de l'ulcère primitif, à la suite des inoculations secondaires occasionnées par l'inoculation du pus fourni par l'ulcère transformé.

La marche générale des chancres mixtes a été résumée par Rollet dans ces termes :

« Les chancres indurés, développés sans incubation, et dans lesquels l'induration n'apparaît qu'assez longtemps après l'ulcération, et même quand celle-ci est cicatrisée, sont des chancres mixtes, contractés à la suite d'une contagion unique, dans laquelle les deux virus se sont inoculés sur un même point. »

Dans le cas de chancre mixte, l'apparition des accidents secondaires se fait tardivement, relativement à la date d'apparition première de l'ulcération chancreuse ; c'est un fait qui a été mis en lumière par Diday ; les accidents secondaires se font longtemps attendre ; ne font souvent leur apparition que vingt ou vingt-cinq jours plus tard qu'ils ne le font avec le chancre syphilitique vrai. Dans la plupart des cas de syphilis, les accidents secondaires se

montrent vers la fin de la quatrième semaine qui
suit l'apparition du chancre; chez les malades
atteints de chancre mixte, ces accidents ne font leur
apparition que vers la fin de la septième semaine
après le début du chancre. Ces trois semaines
égalent sensiblement la différence de durée qui existe
entre l'incubation du chancre syphilitique et celle
du chancre simple; si l'on relevait avec soin l'époque à laquelle le chancre, purement doté, dans les
premiers temps de son existence, des attributs de la
chancrelle, commence à prendre les aspects syphilitiques, à s'indurer, à prendre la coloration syphilitique, il serait facile d'établir que c'est quatre
semaines environ après cette époque que les accidents secondaires se montrent : la succession des
accidents syphilitiques apparaîtrait comme se faisant
à ses dates régulières, si on faisait dater la syphilis
de l'époque à laquelle la chancrelle a commencé à se
syphiliser, et non de l'époque à laquelle cette même
chancrelle a commencé à se montrer. En résumé,
quand les deux virus, chancrelleux et syphilitique,
ont été inoculés simultanément, en un même point
de l'économie, il y a, dans la vie de l'ulcération qui
se développe à ce niveau, deux périodes fort distinctes : une première, de trois semaines environ de
durée, pendant laquelle l'ulcération est franchement
chancrelleuse, ne présente que les caractères de la
chancrelle; une seconde, débutant trois semaines
environ après la première, au moment où la chancrelle commence à prendre les caractères syphilitiques: c'est à partir de cette époque que s'ouvre
vraiment l'ère syphilitique, et, en faisant partir la
syphilis de cette époque, la durée de l'incubation
redevient normale, les accidents secondaires font leur

apparition à leur époque régulière, et ne paraissent plus se montrer à une époque tardive ; la succession et la chronologie des divers accidents syphilitiques redeviennent régulières.

Le chancre mixte sème généralement autour de lui un certain nombre de chancrelles secondaires, ce qui peut appeler l'attention dans le cas où les caractères chancrelleux, peu accusés et cédant le pas aux caractères syphilitiques, pourraient laisser croire à un chancre syphilitique pur.

L'adénopathie syphilitique multiple, ce grand caractère du chancre syphilitique, accompagne le chancre mixte ; mais elle ne se montre que quelques jours après que l'ulcération a commencé à prendre les caractères du chancre syphilitique ; elle fait défaut pendant les premiers temps de l'ulcération, si la période initiale est franchement chancrelleuse. L'adénopathie a l'indolence des glandes envahies, la multiplicité. Quelquefois un ganglion peut s'enflammer, suppurer, c'est qu'il a subi l'infection chancrelleuse, et il présente les différentes phases de l'inflammation chancrelleuse.

Le chancre mixte, après avoir eu, à ses débuts, les apparences d'un chancre simple, après avoir présenté ensuite, pendant un certain temps, les caractères combinés du chancre simple et du chancre syphilitique, présente exclusivement, dans les derniers temps de son existence, les caractères du chancre syphilitique. La chancrelle, ayant commencé plus tôt son évolution, ayant naturellement une existence plus courte que le chancre syphilitique, s'éteint, cesse son travail destructeur, et guérit, alors que celui-ci est encore en pleine activité. Ainsi s'explique la disparition des caractères chancrelleux de l'ulcération, à un moment donné, et l'émergence des caractères syphilitiques : à cette époque, l'ulcère destructif initial est remplacé par une ulcération unie, lisse, rouge ou diphthéroïde, avec induration très nette, dont les sécrétions ne sont plus inoculables au porteur; bientôt cette ulcération même tend à la cicatrisation, bourgeonne et se ferme, laissant à sa suite un noyau persistant d'induration chondroïde, et l'adénopathie syphilitique.

6° Diagnostic du chancre simple.

Le chancre simple est le plus souvent, par son aspect, par sa multiplicité, d'un diagnostic facile; mais les cas ne sont cependant pas rares où il est difficile d'affirmer si l'on est en présence d'un chancre syphilitique ulcéreux ou d'un chancre simple à base indurée, d'un chancre simple ou d'une ulcération inflammatoire d'origine herpétique, acnéique, etc. Certaines ulcérations syphilitiques tardives sont particulièrement difficiles à distinguer du chancre simple.

Il s'en faut de beaucoup qu'il soit toujours facile de se prononcer entre un *chancre syphilitique* et un *chancre simple*. Un chancre syphilitique, en devenant ulcéreux, peut prendre beaucoup des aspects du chancre simple; cette analogie sera d'autant plus grande que les tissus sur lesquels ce chancre repose ne sont pas indurés ou le sont d'une façon insignifiante : la base d'un chancre simple peut s'indurer à tel point que cette induration de la base rappelle en tout point celle qui a valu au chancre syphilitique sa qualification de chancre induré. Il est cependant bien rare que les caractères distinctifs du chancre syphilitique et du chancre simple mis en lumière par Ricord, Bassereau, Rollet, le professeur Fournier se dessinent tous assez peu pour qu'il ne soit possible d'en relever quelqu'un qui permette de poser le diagnostic.

Le chancre syphilitique, même dans les conditions que nous venons de mentionner, conserve souvent sa forme régulièrement circulaire, sa disposition parfaitement symétrique; il est bien rare que dans un point au moins de la circonférence on ne retrouve la pente douce des bords et un reste de la disposition en godet; les bords, quelque creusés qu'ils soient, ne sont pas décollés; la suppuration n'est jamais abondante; les sécrétions sont rares; il est exceptionnel qu'on ne voie émerger en un point quelconque de la surface la coloration rouge foncé syphilitique ou que l'enduit diphtéroïde ne recouvre tout ou partie de l'ulcération; enfin, signe de première importance, on voit se produire la pléiade ganglionnaire indolente.

Le chancre simple, même quand il repose sur une base suffisamment indurée pour simuler l'induration syphilitique, conserve l'excavation à pic et le décollement des bords, la grande irrégularité et les anfractuosités de la surface, le revêtement jaune pultacé, la suppuration abondante; les limites de l'ulcération sont en général beaucoup moins régulières que dans le chancre syphilitique; il n'y a pas d'altération des ganglions, ou si celle-ci se produit, c'est sous forme de monoadénite inflammatoire et non de pléiade indolente. Il faut cependant savoir qu'il n'est pas toujours facile de se prononcer sur la valeur des adénopathies qui accompagnent un chancre; dans un certain nombre de cas, l'embarras est grand;

dans la région correspondant au chancre, on rencontre plusieurs ganglions tuméfiés, durs et indolents, et cette lésion est particulièrement fréquente dans la région inguinale ; en pareil cas, il est quelquefois très difficile, si on n'a pas suivi le développement des accidents, de décider si on se trouve en présence d'une polyadénite ancienne de cause inconnue ou d'une polyadénite syphilitique récemment développée : souvent le malade lui-même sera incapable de vous dire si cette polyadénite indolente existait antérieurement ou si elle s'est produite depuis l'apparition du chancre ; en cas de pareille incertitude dans son esprit, il semble même qu'il raconte plus volontiers que cette lésion est ancienne, qu'il lui semble la connaître depuis longtemps et il trompe parfois sans hésiter son médecin.

Dans le cas d'ulcérations multiples, il est rare qu'une d'entre elles n'ait conservé une physionomie nettement caractérisée.

Chez un certain nombre de malades, vous arriverez par une voie indirecte à vous former une opinion : le malade pourra vous renseigner sur la source à laquelle il a pris son mal : si celui-ci s'est développé quelques jours après la contagion, il s'agit d'un chancre simple ; si c'est un mois environ après celle-ci qu'il est apparu, c'est un chancre syphilitique ; mais encore faut-il vous assurer que les renseignements fournis par le malade sont exacts et lui en faire comprendre toute l'importance.

Quand l'ulcération sera vieille de quelques semaines, vous examinerez la peau, les muqueuses buccale et palatine pour voir si elles ne sont pas le siège de quelque éruption secondaire précoce : sur la voûte palatine, en particulier, vous pourrez trouver cette vascularisation et cette glandulisation que j'ai décrites comme caractérisant l'angine syphilitique précoce (voir bulletins de la Société médicale des hôpitaux de Paris, 1888).

Enfin il restera toujours, dans les cas où il y aura grande importance à établir un diagnostic précoce, la ressource de l'inoculation des liquides recueillis à la surface du chancre et l'examen histologique.

La propriété que le chancre simple possède d'être indéfiniment inoculable au porteur peut servir à faire le diagnostic dans les cas douteux · mais une telle ressource doit rester une ressource d'exception ; la pratique de l'inoculation du pus chancrelleux au porteur doit être légitimée par la nécessité d'un diagnostic certain et rapide. L'inoculation est une opération habituellement innocente, mais il faut bien se rappeler qu'elle n'est pas absolument exempte de dangers et qu'on a pu voir survenir à sa suite des accidents sérieux tels que des adénites suppurées, voire même chancrelleuses, tels aussi que le phagédénisme, et qu'il n'est pas toujours facile d'arrêter les progrès de ces complications. Il faut, avant de pratiquer l'inoculation, instruire le malade de ses avantages, de ses inconvénients, de ses dangers et n'agir qu'avec son consentement et après l'avoir éclairé sur les avantages et les inconvénients de l'opération.

La piqûre doit être faite petite et superficielle ; il faut éviter autant que possible de toucher profondément le derme ; c'est, en effet, en pareil cas que le chancre devient facilement ulcéreux et phagédénique. L'inoculation peut être faite sur l'abdomen, la cuisse, le bras. Je choisis ordinairement le bras gauche : ce membre est moins exposé aux fatigues

et aux irritations que les membres inférieurs; la présence du chancre expérimental y est moins gênante
pour le malade que sur le bras droit; les chancres se
développant moins rapidement, moins volontiers sur
les parties supérieures du corps qu'au niveau de
l'abdomen et des membres inférieurs, il y a chance
d'amener plus rapidement et plus facilement la guérison de la chancrelle expérimentale sur le bras que
sur l'abdomen et la cuisse. Après avoir pratiqué
l'inoculation on abrite la petite plaie sous un verre
de montre qu'on maintient avec une bandelette de
diachylon enroulée tout à l'entour du bras et au
milieu de laquelle on pratique une fenêtre au niveau
du sommet du verre de montre pour pouvoir suivre
à travers celui-ci les modifications qui se produisent
au niveau de la piqûre. J'ai coutume d'interposer une
lame mince de coton antiseptique entre les bords du
verre et la peau pour prévenir l'ulcération de celle-ci,
ulcération qui se produit facilement au contact des
bords durs du verre de montre, au niveau de ses
parties supérieure et inférieure, sous l'influence des
contractions musculaires.

Dès qu'il est nettement constaté que l'ulcération
devient chancrelleuse, il faut en arrêter les progrès;
pour obtenir ce résultat, je détruis la virulence en
touchant pendant deux ou trois matins de suite la
surface avec une solution alcoolique d'acide phénique
au dixième; je complète le pansement en saupou-
drant avec la poudre d'iodoforme ou de salol. Pratiquée dans ces conditions, l'inoculation ne m'a
jamais donné aucune complication.

La recherche du bacille de Ducrey remplacera avec
avantage la pratique de l'inoculation; mais il faut
reconnaître qu'elle exige des connaissances histolo-

giques et un matériel qui la rendent inapplicable pour beaucoup de praticiens et qu'elle ne constitue pas pour le moment une méthode courante et à la portée de tous comme l'inoculation.

Il faut, au milieu de ces difficultés, se rappeler qu'il est possible que les deux virus soient inoculés simultanément ou successivement sur un même point de l'économie, évoluent chacun pour son compte et constituent la lésion que le professeur Rollet a décrite sous le nom de chancre mixte. En pareil cas, c'est ordinairement le chancre simple qui ouvre la série des accidents; puis ses caractères s'atténuent, s'émoussent, se mélangent d'un certain nombre de caractères du chancre syphilitique, diminution de hauteur des bords, disparition du décollement, induration de la base, sécheresse de la surface, coloration rouge, pléiade ganglionnaire; enfin, les caractères du chancre syphilitique prennent le pas sur ceux du chancre simple, s'y substituent, les remplacent complètement : où avait existé un chancre simple des plus nets, existe aujourd'hui un chancre syphilitique. Aux deux périodes extrêmes de ce chancre mixte, le diagnostic est facile; à la période intermédiaire, il peut être des plus embrouillés.

Les *ulcérations syphilitiques tardives* peuvent par leurs caractères rappeler complètement le chancre simple. Ce sont même profondeur avec destruction du derme ; mêmes bords élevés, à pic, irréguliers, anfractueux, voire même décollés; même fond jaunâtre, inégal, anfractueux. Bien souvent ce n'est que par des questions de nuance que vous arriverez à établir une probabilité de diagnostic. Le chancre simple est plus vivement inflammatoire ; la zone érythémateuse est d'un rouge plus vif; la suppuration, plus abondante ; les sensations douloureuses, plus fréquentes ; le fond, plus tomenteux et plus mou : souvent il existe aux environs du chancre principal des chancres de réinoculation de date récente à caractères nettement tranchés.

Les ulcérations syphilitiques tardives présentent volontiers la disposition polycyclique des bords si accusée dans les manifestations tertiaires de l'affection ; elles se recouvrent souvent de croûtes épaisses, ostréacées qui ne sont aucunement dans les allures du chancre simple. Celui-ci s'accompagne plus volontiers de la production d'adénites et particulièrement de monoadénite inflammatoire.

La difficulté de diagnostic n'existera guère que si le médecin est consulté seulement au moment où l'ulcération est constituée. Quand il a pu suivre l'évolution complète de l'accident dans les formes gommeuses des syphilides tardives, le diagnostic est facile puisque dans ce cas, c'est une tumeur du derme, une gomme qui marque le début des accidents, se ramollit et vient s'ouvrir à l'extérieur ; dans le cas de chancre simple, c'est une pustule superficielle qui marque le début des accidents et est suivie d'une ulcération envahissante. Il est cependant une forme de syphilide tertiaire où le diagnostic est particulièrement difficile, c'est celle où l'ulcération est précédée par la formation d'une vésico-pustule, c'est la forme pustulo-ulcéreuse de mon collègue Mauriac. Une pustule constitue la lésion première, elle fait rapidement place à une ulcération fongueuse et saignante, qui s'étend en détruisant le derme dans une profondeur et une étendue plus ou moins grandes. La forme de l'ulcération est ronde ou ovalaire, généralement régulière : les bords sont abrupts, taillés à pic, comme à l'emporte-pièce, quelquefois décollés. le fond est inégal, granuleux, déchiqueté, grisâtre, pultacé ou jaunâtre, pointillé de rouge. Les dimensions de l'ulcération dépassent rarement celles d'une pièce de cinquante centimes, d'un franc. Une suppuration abondante s'établit à la surface de l'ulcération, une certaine quantité de sang s'y mélange facilement. Une aréole rouge inflammatoire peut entourer l'ulcération : les liquides exsudés à la surface arrivent en se concrétant, à former une croûte qui recouvre l'ulcération et lui adhère. On voit quelles analogies d'allures cette syphilide pustulo-ulcéreuse présente avec le chancre simple puisque dans l'un et l'autre cas le début a lieu par une pustule, l'évolution complète sous forme d'ulcération à l'emporte-pièce : le diagnostic est souvent impossible à l'œil nu et ne peut se faire que d'une façon indirecte, par l'inoculation, l'examen microscopique, les accidents concomitants.

Le diagnostic est surtout difficile dans ces *phagédénismes ambulants* qui parcourent successivement des territoires très étendus de l'enveloppe cutanée, la peau du fourreau, les bourses, les cuisses, l'abdomen laissant derrière eux un tissu cicatriciel indélébile et quelquefois des déformations irréparables.

De tels phagédénismes peuvent présenter des caractères identiques, lorsqu'ils succèdent à un chancre simple ou lorsqu'ils ont eu pour début une syphilide tertiaire. Les signes, qui permettent le plus souvent de formuler un diagnostic, sont l'abondance de la suppuration pour le chancre simple et l'absence de toute syphilis antérieure ; la formation de croûtes épaisses, la disposition nettement polycyclique des bords, l'existence d'une syphilis antérieure pour les ulcérations syphilitiques. Encore ne faudra-t-il pas trop tabler sur la non-existence d'une syphilis antérieure pour poser un tel diagnostic, car le phagédénisme peut fort bien succéder à une syphilis ignorée.

Dans les cas douteux, il y aura lieu d'instituer le traitement interne antisyphilitique mixte pour trancher la question; l'amélioration rapide du malade sous l'influence de ce traitement, qui est sans effet sur la chancrelle, indiquera la nature syphilitique des accidents; l'insuccès des préparations mercurielles et des iodures ne devra pas faire rejeter d'une façon absolue l'idée d'une syphilis ; on sait que celle-ci, dans ses formes malignes, résiste à la médication interne. Le traitement interne devra être tenté même chez les sujets qui nient l'existence de toute syphilis antérieure, car nombreux sont les malades chez qui les accidents initiaux de la syphilis ont été tellement bénins, tellement légers qu'ils ont passé inaperçus ou que leur véritable nature a été méconnue; malgré cette bénignité du début, des accidents graves se montrent après nombre d'années et guérissent rapidement quand un traitement approprié leur est opposé.

On pourra quelquefois recourir à la recherche du bacille de Ducrey, à la pratique de l'inoculation ; mais, même dans le cas de phagédénisme consécutif au chancre simple, celle-ci peut reste sans résultat, comme si le phagédénisme résultait, en partie au moins de l'action d'un des microbes qu'on trouve toujours associés au bacille de Ducrey dans le pus du chancre simple.

Certains *syphilomes* se développent au niveau du

méat, ils prennent volontiers la forme ulcéreuse et les apparences du chancre simple.

En pareil cas, le processus hyperplasique qui donne lieu à l'induration, est généralement peu accusé et celle-ci manque ou est très peu prononcée ; la lésion se présente sous la forme d'une ulcération circulaire en entonnoir, occupant le sommet du gland, envahissant tout le pourtour de l'urèthre ; son fond est gris jaunâtre, suppure abondamment : cette ulcération se prolonge plus ou moins loin dans l'intérieur de l'urèthre. L'extrémité libre du gland est rapidement détruite. Le canal de l'urèthre est rétréci à son entrée et l'écoulement de l'urine peut devenir difficile ; il y a suintement à l'orifice de l'urèthre d'un liquide visqueux qui devient facilement sanguinolent. Une telle lésion a les plus grandes analogies avec certains chancres du méat et on n'arrivera guère au diagnostic que par la notion des antécédents du malade antérieurement syphilitique, par la constatation de lésions existantes d'une syphilis déjà ancienne.

Un certain nombre d'ulcérations sans virulence grave, dont la contagion est pour le moins discutable, dont l'avenir ne comporte aucune complication grave peuvent prêter à confusion avec le chancre simple.

Certaines ulcérations relativement profondes de la *balano-posthite*, des *déchirures traumatiques* du frein présentent de grandes analogies surtout avec les chancres superficiels ; mais ces lésions marchent beaucoup plus facilement vers la guérison ; elles guérissent, soit spontanément, soit sous l'influence d'un traitement légèrement antiseptique, avec une beaucoup plus grande rapidité que le chancre simple.

Les ulcérations de la *balanite* peuvent devenir profondes et déprimées au point de simuler un chancre simple; le processus ulcéreux, profond, qui se produit au cours de la balanite, serait dû à l'action de microbes, bacilles, cocci, de nature encore mal déterminée (Mannino.). Au cours d'une balanite n'ayant jusque-là rien présenté d'extraordinaire, on voit tout à coup le processus ulcéreux s'accentuer; des ulcérations jusque-là superficielles se creusent, leurs bords sont taillés à pic, leur fond apparaît anfractueux et se recouvre d'un enduit pultacé; l'ulcération ainsi produite présente tous les caractères extérieurs du chancre simple. Si le malade est atteint de phimosis, un pus crémeux, lactescent s'écoule en abondance par l'orifice du prépuce: celui-ci peut s'enflammer, se gangrener comme au cours du chancre simple. Le pus d'une telle balanite serait inoculable au porteur et provoquerait le développement d'une ulcération en tout semblable à un chancre simple (Mannino). J'avoue ne pas saisir le besoin qu'éprouve le professeur italien de distinguer une telle affection d'un chancre simple et la rapidité d'apparition, l'étendue des lésions que Mannino invoque à l'appui de sa séparation me paraissent insuffisantes pour distinguer deux affections aux caractères optiques identiques et possédant toutes deux l'inoculabilité. Il y aurait lieu de préciser les résultats que donne en pareil cas la recherche du bacille de Ducrey.

Quand le chancre simple du fourreau présente à ses débuts les apparences furonculeuses, il est aisé de le confondre avec une pustule d'*acné* ou un *furoncle* vrai, une pustule d'ecthyma : cependant on le verra, après ouverture, prendre des apparences plus franchement ulcéreuses; le centre est cratériforme; les bords sont irréguliers, déchiquetés, décollés; la tendance ulcéreuse s'accuse par l'agrandissement progressif et continu de la petite ulcération initiale, à la suite de laquelle se dessinent nettement les caractères de l'ulcération chancrelleuse typique. Au pourtour du chancre initial, un certain nombre de chancres secondaires se sèment.

L'*herpès* est quelquefois assez difficile à distinguer des chancres simples superficiels.

L'herpès, s'il se présente chez un malade sujet depuis longtemps à cette éruption, est ordinairement reconnu par le malade lui-même et d'un diagnostic facile. L'éruption est précédée de sensations de brûlure, de picotements, de fourmillements, de démangeaisons plus ou moins vives, parfois intolérables: la peau ou la muqueuse devient rouge, tuméfiée, douloureuse; peu d'heures après, de petites vésicules miliaires, transparentes, grosses comme de fortes têtes d'épingle apparaissent; si l'épiderme est résistant à leur niveau, si elles ne sont pas exposées à des frottements trop violents, elles grossissent sans se rompre et forment des saillies hémisphériques, à sommet bombé, du volume d'un grain de millet, transparentes, renfermant un liquide clair ou légèrement opalin, qui devient progressivement opaque et purulent.

Dans la plupart des cas, les vésicules se rompent rapidement; à la place qu'elles occupaient, on découvre une petite érosion de la dimension de la vésicule, nettement circulaire, n'ayant que fort peu de profondeur, tout au plus celle des couches superficielles de l'épiderme: les bords en sont taillés à pic; le fond est rouge, uni et brillant, si la rupture a

eu lieu de bonne heure avant production de la suppuration; dans les cas où il y a eu suppuration, la
profondeur de l'érosion est plus grande, sa surface
est grenue, recouverte parfois d'une mince couche
pseudo-membraneuse. La surface de l'érosion laisse
sourdre un liquide épais, transparent: si l'on
exerce une compression à la base de l'éruption, si l'on
comprime la peau ou la muqueuse entre la pulpe
des doigts, ce liquide sort en grande abondance; le
professeur Leloir, de Lille, a insisté sur cette production abondante de liquide séreux au niveau de
l'éruption herpétique comme moyen de diagnostic
et il a désigné ce symptôme sous le nom de signe
de l'expression du suc.

Autour des vésicules d'herpès, les phénomènes
inflammatoires sont nettement accusés, soit qu'ils
se présentent sous l'aspect d'une simple bande
inflammatoire, soit qu'ils arrivent à la production
d'une véritable infiltration œdémateuse, plus ou
moins profonde, plus ou moins étendue.

Les bords de l'ulcération herpétique présentent
un caractère sur lequel le professeur Fournier a
insisté avec juste raison et qui permet souvent d'affirmer le diagnostic; ils sont polycycliques, c'est-
à-dire, qu'ils présentent une série de dents arrondies
rappelant exactement, par leur forme et leur dimension, la forme et les dimensions des vésicules à la
rupture desquelles est due la formation de l'ulcération : ils sont en même temps microcycliques, c'est-
à-dire que les dentures sont petites comme étaient
petites les vésicules qui leur ont donné naissance.

L'adénopathie fait ordinairement défaut à la suite
de l'éruption herpétique; les cas ne sont cependant pas rares où l'on voit une ou plusieurs glandes

inguinales se tuméfier, devenir douloureuses, présenter tous les caractères de l'adénite inflammatoire ; mais la suppuration est très rare.

La connaissance de l'évolution et des caractères de l'herpès met en relief les signes qui permettront de reconnaître l'ulcération herpétique de l'ulcération chancrelleuse.

L'herpès, à sa période vésiculeuse, sera facilement distingué du chancre simple, puisqu'au lieu de la pustule qui caractérise les phases initiales de celui-ci, on se trouvera en présence d'une ou plusieurs vésicules globuleuses, hémisphériques, à contenu limpide et transparent.

Quand l'érosion qui succède aux vésicules n'a pas été irritée par des causes extérieures, on la reconnaîtra à son peu de profondeur, puisqu'elle n'atteint que les couches superficielles de l'épiderme alors que l'ulcération chancrelleuse pénètre jusqu'au derme ; les bords sont taillés à pic, mais sans profondeur, non décollés ; ils sont entourés d'une mince bande rouge et inflammatoire, mais sans infiltration inflammatoire profonde ; une goutte séreuse perle spontanément à la surface ; la suppuration est nulle ou insignifiante.

Quand l'éruption herpétique est quelque peu étendue, les bords présentent cette disposition particulière sur laquelle insiste le professeur Fournier en disant qu'ils sont polycycliques et microcycliques ; c'est qu'en effet, les ulcérations herpétiques quelque peu étendues ont succédé à la rupture d'un groupe de vésicules et non d'une vésicule unique, et elles rappellent dans leur contour celui du groupe herpétique auquel elles ont succédé.

En comprimant entre les doitgs la base de l'ulcéra-

tion d'origine herpétique, on voit immédiatement
sourdre de toute sa surface une sérosité abondante,
une véritable pluie de sérosité et le phénomène peut
être reproduit plusieurs fois de suite si on essuie la
surface ; cette abondance de l'exsudation séreuse est
tout à fait propre à l'ulcération herpétique, elle en
est la caractéristique.

Chez les malades atteints d'herpès, il arrive fréquemment qu'on retrouve, au voisinage des ulcérations douteuses, des lésions herpétiques nettement
caractérisées, vésicules d'herpès non rompues ou
érosions à caractères tranchés, qui permettent de
présumer que la lésion douteuse est de même
nature.

Il est plus difficile de se prononcer d'une façon
ferme entre un chancre simple et certaines ulcérations herpétiques qui, sous l'influence de conditions
accidentelles, ont creusé plus profondément que
d'habitude, ont attaqué le derme. Dans le chancre
simple, l'ulcération est généralement plus profonde,
plus creuse ; les bords restent toujours plus élevés,
ils sont taillés à pic, décollés ; le fond est plus irrégulier, plus tomenteux ; la suppuration est plus
abondante ; le pus renferme un assez grand nombre
de fibres élastiques (Balzer, Leloir), des bacilles de
Ducrey. Les ulcerations chancrelleuses sont plus
nombreuses que les ulcérations herpétiques, moins
agglomérées ; il en existe habituellement d'âges différents correspondant à des semis, à des inoculations
successives : les ulcérations herpétiques sont, au
contraire, contemporaines et apparaissent en une
seule poussée : elles sont précédées, accompagnées,
suivies de sensations douloureuses, picotements,
démangeaisons, cuisson, plus intenses, plus accen-

tuées que dans le chancre simple. Il est rare qu'on ne retrouve dans une partie du pourtour de l'ulcération herpétique même modifiée par les irritations secondaires cette disposition polycyclique et microcyclique des bords, qui correspond à la rupture des différentes vésicules qui constituaient le groupe éruptif initial ; il est quelquefois possible de découvrir sous quelles influences les ulcérations herpétiques sont devenues plus profondes que de coutume.

La durée de la période d'incubation ne fournira pas de renseignements utiles pour le diagnostic entre l'herpès et le chancre simple puisque l'un et l'autre surviennent également dans les jours qui suivent le moment où le malade s'expose au danger.

J'ai décrit, dans mes leçons sur les affections ulcéreuses des organes génitaux (p. 102), une affection qui me paraît être confondue à tort avec le chancre simple et que j'ai désignée sous le nom de *balanite pustulo-ulcéreuse.*

Quelques jours après un coït suspect, il se produit dans le sillon bala   oreputial une ulcération grisâtre recouverte d'un enduit pultacé, diphtéroïde, limité par un liséré d'un rouge éclatant : les bords de l'ulcération sont polycycliques et microcycliques comme ceux de l'herpès. L'ulcération est plus profonde que dans celui-ci, atteint, comme le chancre simple, le derme qui est granuleux dans les points où il n'est pas recouvert par l'enduit diphtéroïde. Cette ulcération n'est pas le siège de douleurs spontanées, elle est légèrement douloureuse aux frottements. Il existe ordinairement plusieurs ulcérations dans le fond du sillon balano-préputial, de forme irrégulière, d'étendue assez considérable : en même temps des pustules isolées se montrent sur la muqueuse du prépuce ou sur la surface du gland : ces pustules du volume d'un grain de millet, acuminées, suppurent rapidement : à quelque période de leur existence qu'on les examine, aucune d'elles n'apparaît globuleuse, transparente et remplie de sérosité comme la vésicule d'herpès, toujours elles sont remplies de pus : si on rompt une pustule, on constate que le derme est atteint au-dessous d'elle, il est ulcéré, granuleux. Les ulcérations étendues se forment par la convergence et l'ouverture de plusieurs pustules, elles s'agrandissent par la formation successive d'un plus ou moins grand nombre de pustules à la périphérie de l'ulcère primitif. L'affection peut persister pendant un certain temps par la formation de nouvelles pustules, de nouvelles plaques. La guérison des pustules, des plaques se fait spontanément. La suppuration est peu abondante.

L'ulcération de la balanite pustulo-ulcéreuse est moins profonde que celle du chancre simple : le fond de celui-ci est plus anfractueux ; les bords présentent un décollement qui n'existe pas dans la balanite : la durée de la pustule initiale est beaucoup plus éphémère dans le chancre ; la pullulation des pustules, beaucoup moins abondante ; le pus de la balano-posthite ulcéreuse n'est pas inoculable sur la peau du ventre et du bras du porteur. (Pour plus de détails, voir mes leçons sur les affections ulcéreuses des organes génitaux chez l'homme, p. 102 et 190.)

Quand un *phimosis* inflammatoire cache l'ulcération chancreuse, il est souvent facile d'arriver à reconnaître quelle doit être la nature du chancre caché. En cas de balanite syphilitique, l'inflammation du prépuce est moins aiguë, moins vive ; la peau est violacée ; l'infiltration de la peau est dure.

chrondroïde et non œdémateuse et molle ; il y a polyadénite indolente ; la suppuration est peu abondante. A la partie supérieure de la verge, dans l'épaisseur du tissu cellulaire sous-cutané, on peut relever l'existence de lymphangites indolentes, noueuses ou non ; il en est souvent de même dans l'épaisseur du prépuce : à la partie *inférieure* de la verge, le long du raphé médian, il existe souvent un tractus rouge violacé, inflammatoire, quelquefois ulcéreux, qui ne paraît être autre qu'un lymphatique enflammé sous l'influence de l'infection syphilitique et qui est pour le moins fort rare dans les phimosis d'autre nature.

Le phimosis, qui accompagne le chancre simple, est plus franchement inflammatoire que celui qui accompagne le chancre syphilitique ; la rougeur de la peau est plus vive, la tuméfaction, molle et œdémateuse au lieu de violacée et dure ; l'écoulement de pus par l'orifice préputial est plus abondant, assez souvent sanguinolent ; enfin, phénomène capital, il est rare qu'on ne découvre au fond d'un au moins des plis de l'anneau du prépuce une ou plusieurs ulcérations manifestement chancrelleuses. Il n'y a pas de lymphangite indolente du dos de la verge, pas de polyadénite inguinale ; s'il se produit une adénite inguinale, c'est une monoadénite aiguë, douloureuse, à tendance suppurative.

Il est quelquefois difficile quand la *gangrène* se produit au niveau de la base du gland, de déterminer quelle est sa nature, quel est son point de départ, son origine. Pour ne parler que des gangrènes nées à l'occasion d'un accident local, nombre de gangrènes se développent au pourtour d'un chancre simple, rares sont celles qui se développent à l'occasion d'un chancre syphilitique, beaucoup plus communes sont celles qui se développent à la suite du chancre simple. Mais là ne sont pas les seules causes de gangrène au niveau du sillon balano-préputial ; mon collègue Mauriac a décrit sous les noms d'*affection furonculo-acnéiforme*, d'affection anthracoïde ou gangrène du gland une affection à terminaison gangreneuse, aux débuts inflammatoires. Au niveau du sillon balano-préputial, une démangeaison se fait sentir suivie bientôt de rougeur et de symptômes d'inflammation bénins en apparence : tout à à coup les phénomènes inflammatoires deviennent intenses, suraigus ; le gland se tuméfie, le prépuce s'infiltre et s'œdématie, comprime et étrangle le gland ; les douleurs éprouvées par le malade sont atroces. Rapidement, peu de jours après cette grande exacerbation, les phénomènes inflammatoires s'apaisent, l'œdème du fourreau et du prépuce rétrocèdent, le phimosis disparaît ; mais le jour où le malade décalotte, on constate l'existence, au niveau du sillon balano-préputial, d'une plaque gangreneuse plus ou moins étendue, toujours profonde, reposant sur une base d'une dureté cartilaginiforme. En présence d'une telle lésion, il est le plus souvent impossible au médecin de dire s'il se trouve en présence d'un chancre syphilitique ou d'un chancre simple compliqué de gangrène ou d'une gangrène de toute autre origine ; c'est en se basant sur la marche des accidents qu'il arrive le plus souvent à se faire une opinion, à soupçonner une probabilité ; souvent il est obligé de suspendre, de reculer le diagnostic, d'attendre s'il se produira ou non une roséole, s'il surviendra des plaques muqueuses.

Si l'on n'a pas assisté au début des accidents, il

est généralement impossible de dire si l'on a affaire à un chancre simple gangreneux ou à une affection anthracoïde; la gangrène tue la virulence dans le chancre simple et le convertit en plaie vulgaire ; on n'a plus alors la ressource de l'inoculation pour établir si l'affection était chancrelleuse ou non; la marche vers la guérison évolue régulièrement, qu'il s'agisse d'une gangrène post-chancrelleuse ou d'une affection anthracoïde, et le diagnostic reste indéfiniment incertain.

Quand le chancre simple, cette lésion presque toujours d'origine vénérienne, siège en dehors des régions génitales, la pensée de sa véritable nature se présente difficilement à l'esprit; si pareille lésion survient secondairement chez un malade atteint déjà de chancres simples génitaux, l'attention pourra être mise en éveil; si tout au contraire, la lésion chancrelleuse extra-génitale se produit accidentellement chez un sujet non porteur de lésions génitales, le diagnostic sera des plus difficiles à moins que le malade n'ait été en contact connu avec un sujet atteint de chancres simples, comme ce serait le cas d'un médecin ou d'un garde-malade venant de panser récemment un sujet atteint de chancrelles.

7° Traitement du chancre simple.

Le chancre simple constitue généralement une lésion superficielle; c'est une infection purement locale et sans profondeur : il est permis d'espérer, en détruisant sa virulence, obtenir une guérison rapide.

Les moyens, proposés dans ce but, ne manquent

pas. Voyons les plus importants et ceux qui ont eu grande vogue.

Excision.

Fort préconisée autrefois, admise encore pour quelques chancres peu volumineux (Balzer): peut donner une réunion par première intention, une guérison très rapide; expose au danger de voir la plaie opératoire se réinfecter et devenir à son tour chancrelleuse, malgré les précautions antiseptiques prises.

Cautère actuel. — Thermocautère. — Galvano-cautère. — Électrolyse.

Avoir soin d'atteindre toutes les anfractuosités de la surface. Expose aux réinfections si une parcelle de virus a échappé à la destruction.

Caustique carbo-sulfurique (Ricord).

Mélange d'acide sulfurique et de poudre de charbon dans proportions nécessaires pour produire une pâte demi-solide qu'on applique à la surface du chancre. Donne une eschare qui se détache après une dizaine de jours, et est suivie de cicatrisation rapide.

Chlorure de zinc.

Attouchements avec le chlorure de zinc liquide tous les quatre jours; pansement humide dans l'intervalle (Mauriac).

Pâte de Canquoin (Diday). Appliquer rondelles et fragments de manière à atteindre toute la surface du chancre. Maintenir en place pendant une heure et demie à deux heures et demie, avec collodion ou bandelettes de diachylon.

Pâte zinguée (Socin, Balzer).

Chlorure de zinc. . . . . 1 partie.
Oxyde de zinc. . . . . 9 —
Eau distillée. . . . . q. s. pour faire
                                         une pâte.

Appliquer sur le chancre un coton recouvert de cette pâte; enlever après 24 heures. Quelquefois il est nécessaire de renouveler le pansement deux ou trois fois. Cette pâte a paru quelquefois trop caustique.

Solution alcoolique d'acide phénique (procédé de l'auteur).

> Alcool à 90°. . . . . 10 parties.
> Acide phénique cristallisé. 1   —

Toucher avec soin toute la surface malade avec un pinceau de blaireau un peu dur. Un seul attouchement suffit souvent pour supprimer la virulence ; il vaut mieux les répéter plusieurs jours de suite, ce qui n'a pas d'inconvénient. Dans le courant de la journée, le chancre est pansé avec la poudre de salol, d'aristol ou un pansement humide. Quand le chancre siège sur la peau, il faut veiller à ce que la solution ne se répande pas sur la peau, pour laquelle elle est irritante ; les muqueuses, au contraire, en supportent le contact sans s'enflammer. En cas de chancres sous-préputiaux masqués par un phimosis, on peut sans le moindre inconvénient injecter la solution jusque dans le fond du sillon balano-préputial, en ajoutant au bout de la seringue un petit tube en caoutchouc. On arrive ainsi à détruire rapidement la virulence des chancres et à prévenir les complications des chancres sous-préputiaux.

Acide pyrogallique.

Recommandé par Vidal contre le phagédénisme ; employé par Terrillon comme pansement courant.

Insufflations deux fois par jour avec :

> Acide pyrogallique. . . . . 20 grammes.
> Poudre d'amidon. 80   —

Ou emploi de la pommade suivante une fois par jour :

> Acide pyrogallique. . . . . 40 grammes.
> Amidon 40   —
> Vaseline. 120   —

Maintenir les préparations au sec et à l'abri de la lumière. Dès le second pansement, la virulence est le plus souvent détruite.

Nitrate acide de bismuth.

Nitrate acide de bismuth cristallisé. 1 gramme.
Eau disitllée acidulée avec acide azo-
tique. 10   —

Sulfocarbol.
Acide nitrique monohydraté.
Chaleur.

Bains à 40⁰ ou 42⁰ ou chauds (57⁰ à 38⁰) prolongés (Aubert, Martineau). Ne mettre que la moitié inférieure du corps dans l'eau; appliquer des compresses froides sur la tête administrer des cordiaux pendant la durée du bain.

Lavages avec eau à 40⁰ trois fois par jour.

Bains de siège tièdes prolongés (Hutchinson).

Irrigations d'eau froide.

D'une minute de durée sept ou huit fois par jour.

Iodoforme.

Des plus usités. Presque spécifique pour certains médecins. A peu près inutilisable pour les malades destinés à vivre en public à cause de son odeur. On a proposé un grand nombre de moyens de désinfection dont voici les principaux :

Iodoforme porphyrisé. . . . . 2 parties.
Café pulvérisé 1   —

Iodoforme. . . . . 10 parties.
Acide phénique. 1   —

Iodoforme. . . . . 10 grammes.
Acide phénique. . . . . 5 centigr.
Essence de menthe. . . . . 1 ou 2 gouttes.

Iodoforme. . . . . 15 grammes.
Camphre. 5   —
Essence de menthe. . . . . 2 gouttes.

Iodoforme. . . . . 5 grammes.
Essence de menthe ou de roses. . . . 2   —

Iodoforme	5 grammes.
Coumarine	1 —

Iodoforme	
Poudre de quinquina	
Benjoin pulvérisé	parties égales.
Carbonate de magnésie saturé d'essence d'eucalyptus	

Iodoforme	10 grammes.
Essence de menthe	50 centigr.
— de néroli	10 —
— de citron	20 —
Teinture de benjoin	10 —

Iodoforme	10 grammes.
Goudron	0,50 à 1 —

Sulfure de carbone iodoformé.

Tous ces mélanges atténuent ou suppriment l'odeur propre de l'iodoforme; mais leur action n'est que passagère, et après peu de temps, celle-ci finit par reprendre le dessus.

Iodol.
Diiodol.
Aristol.
Europhène.
Acide salicylique.

Acide salicylique	1 gramme.
Talc ou amidon	9 —

Acide salicylique	1 gr. 50.
Alcool	5 grammes.
Axonge	15 —

Acide salicylique	1 gramme.
Alcool à 60°	15 —

Acide salicylique	2 grammes.
Glycérine	100 —

L'acide salicylique, employé pur, agit comme un véritable

caustique, amène la formation d'une eschare ; il ne doit pas être maintenu en place plus de vingt-quatre heures. Les poudres mitigées, les solutions, les pommades agissent comme antiseptiques.

Résorcine.

S'emploie pure, mélangée avec des poudres inertes, en solutions, en pommades. Leblond emploie la poudre pure jusqu'à ce que le chancre ait pris l'aspect d'une plaie de bonne nature ; il fait ensuite les pansements avec une solution au centième.

Camphre.

En poudre, en solution alcoolique ou éthérée. Renouveler le pansement plusieurs fois par jour.

Tartrate ferrico-potassique (Ricord).

Panser avec tampons de charpie ou coton hydrophile imbibés de :

    Eau distillée. . . . . 200 grammes.
    Tartrate ferrico-potassique. 50   —

Nitrate d'argent.

Pansement avec tampons de coton hydrophile trempés dans :

    Solution de nitrate d'argent à 5 pour 100 (Fournier)
       ou dans :
    Eau distillée. . . . . 20 grammes.
    Nitrate d'argent.   8   —
                                        (Diday.)

Renouveler 5 fois par jour.

Après destruction de la virulence, toucher trois fois par jour avec pinceau trempé dans la solution et recouvrir d'ouate sèche (Fournier).

Acide citrique. Jus de citron.

    Eau . . . . 60 grammes.
    Jus de citron. 6   —
    Laudanum. 5   —
    Acétate de plomb liquide. 4   —
                                        (Rolle

ou

Eau.	30 grammes.
Acide citrique.	5 —
Acide chlorhydrique.	5 —
Perchlorure de fer.	5 —
	(Mauriac.)

Chloral.

Chloral.	5 grammes.
Eau distillée.	20 —

Chloral.	5 grammes.
Camphre.	5 —
Glycérine	25 —

Naphtol camphré.

Camphre.	2 parties.
Naphtol β	1 —

Ce mélange ne m'a pas donné de résultat particulièrement
accusé ; il exerce sur la peau voisine du chancre une action
irritante qui m'a fait en abandonner l'emploi.

Alcool camphré au dixième (Le Fort).

Eau oxygénée.
Liqueur de Labarraque.
Perchlorure de fer.

Acétate de cuivre ou sulfate de cuivre . . . . 10 à	40 centigr.
Eau distillée.	40 grammes.

Alun. . . . . 20 à	50 centigr.
Eau distillée.	40 grammes.

Potasse caustique.	10 centigr.
Eau distillée.	50 grammes.

Permanganate de potasse.	10 centigr.
Eau distillée.	40 grammes.

Acide phénique	10 centigr.
Eau distillée.	20 grammes.

Acide phénique. . . . .   50 centigr.
Huile d'olives. . . . .   40 grammes.

Les mêmes substances peuvent être employées à l'état de pommade, à la dose de 10 à 30 centigrammes pour 10 à 30 grammes d'excipient.

Phagédénisme.

Fer rouge, beaucoup moins usité qu'autrefois.
Bains chauds (Aubert). Bain faradique.
Acide pyrogallique (Vidal).

Acide pyrogallique. . . . .   20 grammes.
Axonge.   80   —

ou

Acide pyrogallique. . . . .   20 grammes.
Poudre d'amidon.   80   —

Pansements biquotidiens. En peu de jours, la virulence est détruite et le phagédénisme s'arrête. Recourir alors à un pansement légèrement antiseptique.

Nitrate d'argent.

En injections hypodermiques (Thiersch).

Nitrate d'argent. . . . .   5 centigr.
Eau distillée . . . .   45 grammes.

Injection tout au pourtour de l'ulcère phagédénique, de manière à obtenir une zone d'œdème avec anémie. Procédé douloureux. Calmer la douleur par l'emploi simultané de la cocaïne ou des applications locales de glace.

Poudre et décoction de Pollini de Milan.

Adénopathies.

Topiques.

Pommade au nitrate d'argent.
Pommades mercurielles.
Pommade à l'iodure de plomb.
Pommade à l'ichthyol au tiers.

Emplâtre de Vigo.
Badigeonnages à la teinture d'iode.
Cataplasmes.
Compresses humides.
Résultats très discutables. Éviter de pousser l'irritation de la peau jusqu'à l'érosion, qui pourrait ouvrir la porte à l'inoculation chancrelleuse de cause externe.

Réfrigération.

Glace.
Courant d'eau froide continu maintenu pendant plusieurs heures.

Compression.

Ouatée méthodique.
Sac de plomb.

Saignées locales.

Sangsues.
Scarifications.
Ont le grand inconvénient d'ouvrir des portes pour les inoculations chancrelleuses secondaires.

Vésicatoires.

Ont joui d'une grande vogue. Velpeau et M. Guérin considéraient les vésicatoires répétés comme abortifs. On craint aujourd'hui la grande desquamation épithéliale qu'ils amènent, et sur laquelle le virus chancrelleux peut venir s'inoculer.

Incision.

Perpendiculaire à l'arcade crurale (Panas, Terrillon), elle donne une cicatrice beaucoup moins choquante. Ne la pratiquer que dans les cas de suppuration manifeste; dans les cas douteux, préférer la ponction avec ou sans injection.

Ponction simple.

Avec le trocart.
Avec un bistouri à lame fine tenu le tranchant perpendiculaire à l'axe du membre. L'incision ne doit pas dépasser 2 ou 3 millimètres.

Ponction aspiratrice.

Avec l'appareil Potain ou Dieulafoy.

Ponction suivie d'injection.

Ponction avec le bistouri ou le trocart.
Solutions les plus usitées :
   Solution faible de permanganate de potasse.
   Solution d'acide phénique à 5 pour 100.
   Solution de sublimé au millième.
   Solution de tartrate ferrico-potassique au dixième.
   Solution de nitrate d'argent au cinquantième, recom-
      mandée particulièrement par Cordier de Lyon.
   Vaseline iodoformée au centième et chauffée pour la
      rendre liquide (Otis). Le docteur Le Jollec a vu la
   vaseline, coagulée dans l'intérieur du bubon, y jouer le
      rôle de corps étranger.
   Éther iodoformé.
   Phénol camphré. — Acide phénique cristallisé, 10 gram-
      mes ; camphre, 25 grammes.
   Glycérine iodée. — Iode, 1 gramme ; iodure de potas-
      sium, 2 grammes ; glycérine, 15 grammes.

Pâte de chlorure de zinc (Balzer).

Chlorure de zinc, 1 ; oxyde de zinc, 10 ; eau, q. s. pour
faire une pâte liquide. Introduire par la ponction une mèche
imbibée de pâte ; recouvrir la plaie de couches alternatives
de coton hydrophile et de pâte. Renouveler le pansement
deux ou trois fois à deux ou trois jours de distance.

Injections interstitielles

Acide phénique.

Solution au centième, dix à vingt gouttes.

Éther iodoformé.
Benzoate de mercure.

Solution au centième. Benzoate de mercure, 1 gramme ;
chlorure de sodium, 0,05 ; eau distillée, 100 grammes (Welander).

D'après Welander, cette solution posséderait une action abortive toute particulière.

Brousses, de Montpellier, a vu cette injection amener de la fièvre, de la céphalalgie, des vomissements, et les résultats obtenus ne lui ont pas paru plus heureux qu'avec l'incision.

Sublimé.

Sublimé, 25 centigrammes; chlorure de sodium, 50 centigrammes; eau distillée, 50 grammes.

Les injections interstitielles semblent pouvoir être tentées avec avantage comme traitement abortif. Quand un bubon aura été ouvert, il faudra garantir la plaie avec le plus grand soin contre la possibilité d'une infection secondaire venant de l'extérieur, puisque la cause de la plupart des bubons chancrelleux est, comme le professeur Straus l'a montré, dans une infection venue de l'extérieur et non dans une infection directe partie du chancre et arrivant au ganglion par les voies lymphatiques. L'occlusion ouatée remplit parfaitement cette indication.

APPENDICE

Les Unicistes

Malgré les caractères que nous avons énumérés comme permettant de distinguer l'un de l'autre deux chancres, l'un destiné à être suivi des accidents de la syphilis, l'autre appelé à rester un accident purement local et succédant chacun à l'inoculation d'un virus différent, un certain nombre de médecins se refusent encore à élever une barrière absolue entre le chancre syphilitique et le chancre simple : ces médecins, dits unicistes, sont beaucoup plus nombreux à l'étranger qu'en France. Force est de reconnaître qu'il n'est pas absolument rare de voir la syphilis succéder à des chancres ayant présenté les caractères du chancre mou. En 1872 mon regretté maître Vidal a communiqué à la Société médicale des hôpitaux de Paris une série d'observations dans lesquelles la syphilis s'était montrée chez des malades dont le chancre avait été considéré comme mou (Bull. et mém. de la Société médicale des hôpitaux de Paris, 1872, p. 221 et 286).

Pour ne pas nous arrêter à ces observations déjà anciennes, le professeur Hardy, dans la dernière édition de son traité des maladies de la peau, écrivait :

« Si nous avons vu, dans la presque unanimité

des cas, le chancre induré être suivi des symptômes de la syphilis confirmée, nous avons, d'un autre côté, observé quelquefois des faits bien positifs de chancres mous qui s'induraient plus tard, et aussi des faits également bien certains de chancres mous restant mous pendant toute leur durée, avec tous leurs caractères de multiplicité, d'étendue et de douleur et étant suivis de syphilis. Y a-t-il là seulement une difficulté de diagnostic? Cela pourrait bien être à la rigueur; mais, devant ces observations, si nous considérons le chancre induré comme annonçant presque fatalement l'infection, à tel point qu'on peut regarder l'induration comme le premier phénomène de l'infection générale, par contre, je n'oserais pas dire que la syphilis ne viendra pas chez une personne qui ne présentera qu'un chancre mou ; je serais surtout très réservé sur le pronostic s'il s'agissait de femmes, car c'est surtout chez elles qu'on a observé des phénomènes syphilitiques consécutifs à des ulcérations présentant les caractères des chancres mous, et sur lesquels on n'a jamais pu saisir les caractères de l'induration. Donc, jusqu'à présent, dans l'état actuel des choses, tout en accordant que les faits sont le plus souvent en rapport avec la doctrine de la dualité des virus, chose importante à savoir pour la pratique, je ne voudrais pas affirmer que la syphilis ne peut pas se développer après une ulcération présentant les caractères du chancre mou. » (Hardy, *Traité des maladies de la peau*, J.-B. Baillière, édit., Paris, 1886.)

Les citations, que nous venons de faire, de l'opinion de Vidal et Hardy, montrent que des dualistes convaincus sont obligés de reconnaître qu'il n'est pas toujours facile de distinguer cliniquement le

chancre syphilitique et le chancre non syphilitique ;
que quelquefois la syphilis succède à des chancres à
aspect de chancre mou ; mais ces cas sont bien
rares, nous reconnaissons tous là une difficulté de
diagnostic ; nous ne voyons pas une raison d'abandonner la doctrine de la dualité.

Pour entendre un uniciste convaincu et ardent, il
faut lire les conclusions du professeur Kaposi dans
son traité des maladies vénériennes (Kaposi, *Pathologie und Therapie der Syphilis*. 1891).

Malgré les efforts des dualistes français et allemands, la
doctrine de l'unité du virus chancrelleux et syphilitique
s'est maintenue. C'est que la doctrine de la dualité n'explique
pas ou explique mal un certain nombre de faits.

1. Le chancre mou avec ou sans bubon suppuré, se termine
régulièrement comme une maladie locale sans accidents
généraux.

2. Il n'est pas rare que ce chancre, avec ou sans bubon
suppuré, soit suivi d'une syphilis généralisée.

3. Le chancre, mou à sa naissance, s'indure ensuite et est
suivi d'une syphilis généralisée.

4. Le chancre induré se présente, dans la plupart des
cas, à ses débuts sous l'aspect d'un chancre mou (pustule
sans incubation); l'induration se développe au cours de la
deuxième ou troisième semaine, souvent déjà au troisième
ou cinquième jour; il est de règle qu'une syphilis généralisée
suive.

5. Le chancre présente une induration typique et dans
quelques cas rares, mais authentiques, les accidents généraux font défaut.

6. Quand un noyau d'induration typique a été excisé à
temps, l'infection générale a fait défaut, non pas toujours,
mais dans un nombre de cas assez nombreux déjà. Cette
constatation et la précédente montrent que la théorie dualiste
allemande, qui veut que le chancre induré soit la première
manifestation d'une infection générale déjà existante, est
tout à fait inacceptable.

7. Le chancre mou et les pustules se transforment sur

place en papules caractéristiques (transformation *in situ*). Celles-ci augmentent localement en nombre par auto-inoculation, comme les chancres mêmes, comme affection locale. Après un intervalle de six semaines à trois mois, on voit survenir comme manifestations de l'infection générale, la roséole, la série des symptômes généraux de la syphilis.

8. Sur le même individu, on peut voir plusieurs chancres indurés se montrer simultanément ou successivement.

9. Les nodules et les papules de Hunter, arrivés à une suppuration abondante, soit spontanément, soit à la suite d'irritations artificielles, fournissent un pus inoculable en séries, reproduisant ainsi les résultats du chancre simple mou.

10. L'inoculation à un individu sain du chancre mou ainsi obtenu (par inoculation d'un chancre induré au porteur ou à un sujet syphilitique) n'a pas, dans quelques cas, été suivie de syphilis généralisée.

11. L'inoculation expérimentale des sécrétions des accidents syphilitiques secondaires ou du sang syphilitique n'a donné ni un chancre mou, ni un chancre induré, mais une papule à laquelle manquaient les caractères prétendus du chancre induré.

12. L'expérience clinique montre que dans des cas nombreux, les accidents généraux de la syphilis sont survenus à la suite d'un accident initial ayant présenté la forme d'une papule, d'un condylome et non celle d'un chancre induré ou d'un chancre mou.

13. Souvent la syphilis généralisée se montre à la suite d'un accident primitif n'ayant les caractères ni du chancre mou, ni du chancre induré, ni de la sclérose, ni d'une papule, mais d'une ulcération phagédénique ou diphtéritique ou d'une simple érosion. Ceci est encore en contradiction avec l'affirmation des dualistes que la syphilis commence toujours par un chancre induré, une induration scléreuse ou une papule.

14. Enfin il existe des cas bien constatés de syphilis sans accident primitif, sans trace d'ulcération ou de papule au niveau de l'inoculation.

Et plus loin : on a constaté que l'inoculation d'un chancre simple pouvait donner naissance à un chancre induré et à la syphilis (Langlebert). Le pus d'un chancre induré en suppuration peut donner naissance chez un sujet sain à un chancre mou non suivi de syphilis. Il y a des exemples de chancres simples sans syphilis, contractés au contact d'un sujet en puissance de syphilis au moment du coït. A cela les dualistes ne savent rien objecter de mieux que l'insuffisance des observations. Baumler, un dualiste, déclare que la forme et l'état du chancre sont indifférents.

L'inoculation de la sclérose au porteur ou à un sujet syphilitique ne donne pas seulement un chancre mou, mais une induration, une papule; ici les dualistes appelleront à leur secours la doctrine de l'irritabilité syphilitique. Tarnowsky a obtenu la production d'induration chez des syphilitiques par des irritations banales; des pseudo-chancres indurés qui se rapprochent de ceux décrits par Fournier. De tout cela il est permis de conclure que l'inoculation n'a pas l'importance diagnostique qu'on a voulu lui donner.

En résumé, la syphilis débute le plus ordinairement par un accident primitif, un ulcère induré ou par une induration ulcérée; mais elle peut commencer par un chancre mou, une papule, une érosion, ou les accidents peuvent survenir d'emblée. On en peut conclure que tous ces accidents proviennent d'une source unique, qu'il n'y a qu'un virus syphilitique.

C'est pourquoi les dualistes, avec Fournier, sont entraînés à admettre un chancre syphilitique à base molle.

Les propositions du professeur Kaposi font entendre une note bien discordante à nos oreilles dualistes: il ne sera peut-être pas inutile de nous y arrêter un instant et de rechercher les causes du malentendu qui nous sépare. Parmi les propositions du docteur Kaposi, il en est quelques-unes que nous pouvons accepter sans discussion et qui n'attaquent en rien la doctrine dualiste.

5. Dans quelques cas rares, mais authentiques, le chancre présente une induration typique, les accidents généraux font défaut.

La chose peut être quelquefois vraie, malheureusement les malades sont rares, exceptionnellement rares, qui, ayant présenté un accident primitif incontestable, échappent absolument aux accidents de l'infection générale : chez de tels malades, la syphilis a avorté.

De ce que l'affection peut quelquefois avorter après le seul accident primitif, peut rester exceptionnellement locale, il n'en faut pas conclure qu'elle est identique avec l'affection chancrelleuse dont la caractéristique est de rester toujours locale ; il n'est pas permis de conclure que le virus syphilitique et le virus chancrelleux ne font qu'un : l'infection générale ne suit jamais l'inoculation de celui-ci, voici ce que nous professons, nous autres dualistes ; le malade atteint de chancre syphilitique est, tout au contraire, sous l'influence d'un virus capable d'infecter toute son économie, mais nous n'avons jamais professé que la syphilis dût fatalement se développer avec tout son cortège d'accidents secondaires et tertiaires à la suite du chancre syphilitique ; la maladie peut s'arrêter et guérir à toutes les périodes de son évolution, après l'accident primitif comme après les accidents secondaires, comme après les accidents tertiaires, légers ou graves.

8. Sur le même individu, on peut voir plusieurs chancres indurés se montrer simultanément ou successivement.

La possibilité d'apparition simultanée, chez le même individu, de chancres syphilitiques multiples, est un fait incontestable, aujourd'hui reconnu par tous les observateurs : l'unicité du chancre syphilitique est un fait habituel, mais souffrant de nombreuses exceptions : c'est à tort qu'on avait fait entrer cette unicité dans la définition de l'accident initial de la syphilis. Il n'y a donc pas lieu de discuter le fait émis par le célèbre professeur viennois ; son observation vient seulement confirmer l'erreur commise par les premiers défenseurs de la dualité chancreuse, quand ils avaient cru pouvoir regarder l'unicité comme une caractéristique à peu près nécessaire du chancre syphilitique.

12. L'expérience clinique montre que dans des cas nombreux, les accidents généraux de la syphilis sont survenus à la suite d'un accident initial ayant présenté la forme d'une papule, d'un condylome, et non celle d'un chancre induré ou d'un chancre mou.

13. Souvent la syphilis généralisée se montre à la suite d'un accident primitif n'ayant les caractères ni du chancre mou, ni du chancre induré, ni de la sclérose, ni d'une papule, mais d'une ulcération phagédénique ou diphtéritique ou d'une simple érosion. Ceci est encore en contradiction avec l'affirmation des dualistes que la syphilis commence toujours par un chancre induré, une induration scléreuse ou une papule.

14. Enfin il existe des cas bien constatés de syphilis sans accident primitif, sans trace d'ulcération ou de papule au niveau de l'inoculation.

Dans ces paragraphes où le professeur Kaposi se plaît, pour attaquer la théorie de la dualité chancreuse, à faire miroiter les aspects multiples que l'accident initial de la syphilis peut revêtir, il est bien peu de choses sur lesquelles nous ne soyons d'accord avec lui. La syphilis, dit-il, peut débuter par une ulcération phagédénique, diphtéritique ou par une simple érosion ; aucun dualiste ne le conteste : l'aspect diphtéritique est, nous l'avons vu, non seulement possible, mais habituel, dans le chancre des muqueuses et des régions humides de la peau ; la simple érosion constitue le chancre érosif, superficiel, épithélial, irisé ; le chancre syphilitique devient rarement phagédénique, mais la possibilité de cette complication a été de tout temps admise. Tout ce que le professeur Kaposi avance dans ces paragraphes peut se résumer en cette proposition : la syphilis n'est pas toujours précédée d'un chancre à induration nette ; le chancre syphilitique peut se présenter sous des aspects multiples ; sur ce point, nous sommes absolument de son avis : nous l'avons redit cent fois au cours de ce travail, mais cela n'empêche pas qu'il soit possible de relever dans le chancre qui précède la syphilis un certain nombre de caractères qui permettent, même quand sa base n'est pas indurée, de la distinguer du chancre simple ou chancrelle que nul accident général ne doit suivre.

Plus intéressante est la question de savoir si la syphilis peut débuter par un accident local ni érosif, ni ulcéreux, par une simple papule, ou même si l'accident initial peut faire complètement défaut et les accidents généraux de l'infection se montrer les premiers.

Le début de la syphilis par une simple papule, peut, je crois, être admis comme forme possible de l'accident initial de la syphilis. Le chancre syphilitique est peu ulcéreux de sa nature ; souvent il est à peine érosif ; dans quelques cas, il peut ne l'être pas du tout. L'élément essentiel de l'accident initial est l'épaississement inflammatoire du derme, le syphilome, comme l'appellent quelques médecins, et il se peut que chez certains malades ce syphilome n'aboutisse pas à l'ulcération, s'en tienne à une érosion des plus superficielles ; celle-ci même peut être complètement masquée par l'enduit diphtéroïde ou la croûte.

En pareil cas, l'accident primitif est un simple tubercule, une papule plus ou moins volumineuse masquée ou non par un enduit diphtéroïde, et les différences qui séparent une telle papule d'une papule secondaire peuvent être minimes, insignifiantes.

La syphilis peut-elle se manifester d'emblée par l'apparition des accidents secondaires? L'accident initial peut-il faire absolument défaut? Un tel début doit être bien exceptionnel et je suis tenté d'admettre avec la plupart des syphiligraphes que, dans les cas où l'existence d'un accident initial n'a pu être relevée, celui-ci n'a peut-être pas fait défaut, mais, par son siège, par son peu d'importance, par son évolution rapide, il a échappé à l'observateur.

La possibilité du manque de l'accident primitif, au début de la syphilis acquise, a cependant trouvé ces temps derniers un certain nombre de défenseurs. M. Verchère a présenté au dernier Congrès de Rome trois observations de syphilis ayant éclaté sans que la surveillance la plus exacte eût permis de constater la production d'un accident initial et le chirurgien de Sainte-Pélagie se déclare disposé à admettre l'imprégnation syphilitique directe. Au mois d'août, au Congrès de dermatologie et de syphiligraphie tenu à Lyon, le docteur Cordier a défendu la même doctrine.

2. Il n'est pas rare que le chancre, avec ou sans bubon suppuré, soit suivi d'une syphilis généralisée.

3. Le chancre, mou à sa naissance, s'indure ensuite et est suivi d'une syphilis généralisée.

4. Le chancre induré se présente, dans la plupart des cas, à ses débuts sous l'aspect d'un chancre mou (pustule sans incubation); l'induration se développe au cours de la deuxième ou troisième semaine, souvent déjà au troisième ou cinquième jour; il est de règle qu'une syphilis généralisée suive.

5. Le chancre présente une induration typique et dans quelques cas rares, mais authentiques, les accidents généraux font défaut.

6. Quand un noyau d'induration typique a été excisé à temps. l'infection générale a fait défaut, non pas toujours, mais dans un nombre de cas assez nombreux déjà. Cette conclusion et la précédente montrent que la théorie dualiste allemande, qui veut que le chancre induré soit la première manifestation d'une infection générale déjà existante, est tout à fait inapplicable.

7. Le chancre mou et les pustules se transforment sur place en papules caractéristiques (transformation *in situ*). Celles-ci augmentent localement en nombre par auto-inoculation, comme les chancres mêmes, comme affection locale. Après un intervalle de six semaines à trois mois, on voit survenir comme manifestations de l'infection générale, la roséole, la série des symptômes généraux de la syphilis.

9. Les nodules et les papules de Hunter, arrivés à une suppuration abondante, soit spontanément, soit à la suite d'irritations artificielles, fournissent un pus inoculable en séries, reproduisant ainsi les résultats du chancre mou.

10. L'inoculation à un individu sain du chancre mou ainsi obtenu (par inoculation d'un chancre induré au porteur ou à un individu syphilitique) n'a pas, dans quelques cas, été suivi de syphilis généralisée.

11. L'inoculation expérimentale des sécrétions des accidents syphilitiques secondaires ou du sang syphilitique n'a donné ni un chancre mou, ni un chancre induré, mais une papule à laquelle manquent les caractères prétendus du chancre induré.

Ces conclusions paraissent se rapporter en grande partie à l'histoire des chancres mixtes, si elles n'ont pas trait à des chancres syphilitiques peu ou prou indurés et puis pour des chancres simples. Si c'est en se basant sur des observations de chancres mixtes que le professeur Kaposi a été conduit à ces conclusions, il faut admettre que cette variété de chancre est beaucoup plus commune à Vienne qu'à Paris. Si ces conclusions sont inspirées par des chancres syphilitiques pris au début, à cause de leur peu d'induration, pour des chancres mous, cela prouve une fois de plus la nécessité qu'il y a à protester contre l'importance trop grande accordée par un certain nombre de médecins à l'induration, quand il s'agit de diagnostiquer le chancre syphilitique et le chancre simple, sur la nécessité de compléter le diagnostic par la recherche de tous les caractères optiques qui servent à donner au chancre son aspect particulier.

Nous entrons ici dans la grande discussion de savoir si le chancre syphilitique est le résultat direct de l'inoculation ou s'il est déjà une manifestation de l'infection générale. C'est un gros problème qu'il n'y a pas lieu d'aborder ici et qui n'attaque en rien la doctrine de la dualité des virus.

Le chapitre où le professeur Kaposi est le plus en désaccord avec notre école française est peut-être celui des inoculations.

On a constaté que l'inoculation d'un chancre simple pouvait donner naissance à un chancre induré et à la syphilis (Langlebert). Le pus d'un chancre induré en suppuration peut donner naissance chez un sujet sain à un chancre mou non suivi de syphilis. Il y a des exemples de chancres simples sans syphilis contractés au contact d'un sujet en puissance de syphilis au moment du coït : à cela les dualistes ne savent rien objecter de mieux que l'insuffisance des observations. Baumler, un dualiste, déclare que la forme et l'état du chancre sont indifférents.

Ces conclusions du professeur Kaposi sont basées sur des observations déjà anciennes et contestables comme celles de Langlebert et sur des observations plus récentes : elles visent évidemment les résultats obtenus par Sturgis quand il prétend que le pus recueilli à la surface d'un chancre syphilitique ou de plaques muqueuses fortement irritées peut, après inoculation, provoquer l'apparition d'une ulcération, ayant tous les caractères extérieurs du chancroïde, susceptible d'être auto-inoculée en séries et pouvant être transmise à une personne saine avec tous les caractères de la chancrelle, sans que cette personne présente ensuite aucun symptôme de syphilis constitutionnelle. Taylor a aussi déclaré que dans les descriptions du chancre simple rentrait celle de quelques ulcérations consécutives à l'inoculation du pus de sujets syphilitiques. Ce sont évidemment les résultats prétendus de telles inoculations que le professeur Kaposi a en vue : ces observations sont en opposition complète avec ce que nous ont appris les inoculations pratiquées en France, d'où est sortie la doctrine de l'inoculabilité indéfinie du chancre simple, de la non-inoculabilité au porteur des accidents syphilitiques. Déjà l'inoculabilité, proclamée par Pontoppidan, du chancre syphilitique au porteur dans les jours qui suivent son apparition, avait paru un fait exceptionnel : il pouvait, au besoin, s'expliquer par la saturation syphilitique encore incomplète à cette période de début. Mais la production, admise par Sturgis et Taylor, de chancres simples nettement caractérisés, non infectants, à la suite de l'inoculation de pus recueilli à la surface d'accidents syphilitiques, constitue, pour nous autres Français, un résultat tout à fait inattendu, discutable ; ce pus fût-il même profondément modifié par des irritations secondaires intenses comme l'admettent les médecins américains. Nous sommes tentés de voir dans ces résultats la suite d'appréciations cliniques erronées : il y a là contradiction avec ce que l'expérience clinique nous montre tous les jours, et malheureusement l'humanité ne nous permet pas de poursuivre par des inoculations expérimentales chez l'homme la confirmation ou l'infirmation des résultats énoncés par les auteurs américains ; nous craindrions trop de donner la syphilis à des sujets qui en seraient indemnes ou d'aggraver la maladie de sujets déjà syphilitiques en amenant chez eux une sursaturation morbide.

La conclusion finale du professeur Kaposi :

En résumé, la syphilis débute le plus ordinairement par un accident primitif ou une induration ulcérée ; mais elle peut commencer par un chancre mou, une papule, une érosion, ou les accidents peuvent survenir d'emblée. On en peut conclure que tous ces accidents proviennent d'une source unique, qu'il n'y a qu'un virus syphilitique. C'est pourquoi les dualistes, avec Fournier, sont entraînés à admettre un chancre syphilitique à base molle.

est parfaitement admissible dans sa première partie, si, comme le dit Kaposi lui-même, on remplace « elle peut commencer par un chancre mou », par « elle peut commencer par un chancre syphilitique à base molle, ou par un chancre mixte ». La partie la plus discutable, « les accidents peuvent survenir d'emblée », doit être considérée comme un procès rouvert depuis les communications de Verchère, Cordier au Congrès de Rome et au Congrès médical de Lyon, puisque ces deux auteurs prétendent qu'il est possible de voir les accidents secondaires se produire sans qu'on ait jamais constaté de chancre initial, chez des sujets suivis avec la plus grande attention dès le moment de l'infection.

Ce que nous ne saurions admettre, après ce que nous ont appris les travaux de la seconde moitié de ce siècle et après ce que nous observons tous les jours, c'est que tous les chancres vénériens proviennent d'une source unique, qu'il n'y a qu'un virus syphilitique.

Les faits cliniques sont en contradiction absolue avec l'unicité du virus. Il existe une famille de chancres simples, qui ne paraissent en aucune façon issus de la syphilis, qui n'y retournent jamais. Les accidents tertiaires de la syphilis, l'accident primitif lui-même peuvent présenter les plus grandes analogies d'aspect avec ce chancre simple, leur diagnostic peut être très difficile : ce n'est pas une raison pour refuser au chancre simple son individualité. Faut-il admettre qu'à Vienne les choses se passent autrement qu'en France? Je ne le crois pas. Le désaccord provient en grande partie de l'importance trop grande attachée à la présence ou à l'absence de l'induration pour le diagnostic du chancre hunté-rien et du chancre simple : il faut nous décider, quand nous voulons faire le diagnostic de ces deux chancres, à nous appuyer plus sur les caractères optiques que sur le tact. Avec une telle manière de procéder, les cas seront bien rares où une syphilis sera précédée d'un chancre aux caractères complets de chancre simple. Il en existera quelques-uns : on ne peut nier qu'il se rencontre de loin en loin des observations semblables à celles sur lesquelles le professeur Kaposi insiste et dans lesquelles le médecin voit évoluer quelques jours après un rapprochement suspect un chancre aux allures de chancre simple, puis, après quelques semaines, celui-ci subit un changement complet d'aspect, il s'indure et prend nettement les caractères du chancre syphilitique; enfin, quelques semaines plus tard, les accidents secondaires de la syphilis se dessinent. Ces faits sont incontestables : mais, en pareil cas, il s'agit généralement de sujets ayant subi à la fois une double contamination chancrelleuse et syphilitique; chaque virus accomplit à son tour, à sa date, en un même point, son œuvre propre. Ce n'est pas, comme le dit le professeur Kaposi, le virus syphilitique accomplissant seul ses méfaits sous des aspects différents : c'est l'association en un même point des actions successives des virus chancrelleux et syphilitique pour produire ce que l'école de Lyon nous a appris à connaître sous le nom de chancre mixte.

A côté de cela, comme Vidal, comme Hardy le proclamaient, comme tous les syphiligraphes le reconnaissent, il existe certainement des cas où l'accident initial de la syphilis présente absolument les aspects de chancre simple; mais ces cas sont rares, certaines régions cependant, comme la vulve, en présentent plus facilement des exemples ; de pareils chancres ne sont pas inoculables et il est à espérer que la bactériologie, qui paraît sur le point de devenir un secours clinique important pour le syphiligraphe, permettra bientôt de jeter la lumière sur ces cas obscurs. Actuellement il ne faut pas, de quelques cas embarrassants, de quelques faits où le chancre syphilitique prend des aspects de chancre simple et est difficile à en distinguer, profiter pour crier « sus à la doctrine dualiste! » Il ne faut pas que quelques cas d'une explication difficile fassent mettre en doute ce que les remarquables travaux de toute une génération ont mis en évidence, fassent nier ce que des faits journaliers enseignent. A côté du chancre syphilitique, il existe un chancre simple incontestable absolument différent d'allure et de gravité, dont l'individualité est indéniable, dû à l'inoculation d'un virus différent du virus syphilitique. L'école française a établi le fait, les écoles étrangères l'admettent de plus en plus. Remercions ceux qui, exagérant l'importance des cas embarrassants, nous obligent à rechercher plus ardemment leur interprétation et à combler au plus tôt les quelques lacunes qui peuvent exister dans l'édifice inébranlable construit par nos maîtres.

TABLE DES MATIÈRES

CHAPITRE II

CHANCRE SIMPLE

30 467. — Imprimerie Lahure, 9, rue de Fleurus, à Paris.

Bulletin

DES

Annonces.

VIN GIRARD
DE LA CROIX DE GENÈVE
Vin Iodo-tannique Phosphaté
SUCCÉDANÉ DE L'HUILE DE FOIE DE MORUE

Le **VIN GIRARD** rigoureusement dosé, contient par verre à madère :

Iode......................	0 gr. 075 milligrammes.
Tannin	0 gr. 50 centigrammes.
Lacto phosphate de chaux.	0 gr. 75 centigrammes.

Le VIN GIRARD, *outre les éléments constitutifs de l'huile de foie de morue, renferme les principes de substances toniques et apéritives qui stimulent les fonctions de l'appareil digestif.*

Maladies de poitrine, Engorgements ganglionnaires, Cachexies, Déviations, Rhumatismes, Convalescences, Asthmes, Catarrhes, Bronchites, Affections cardiaques. Accidents tertiaires spécifiques et toutes affections ayant pour cause la faiblesse générale et l'anémie

DOSE : Trois verres à madère par jour avant ou après le repas.

Le **SIROP GIRARD** jouit des mêmes propriétés et possède les mêmes éléments

LE FLACON : 4 FRANCS

A. GIRARD, 22. rue de Condé, PARIS

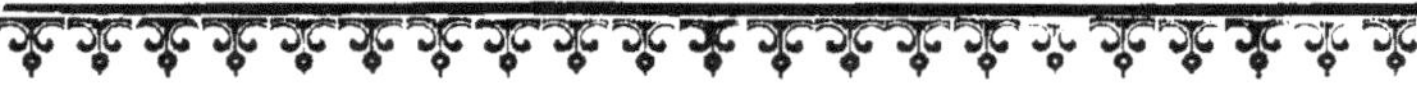

MÉDICATION CHLORHYDRO-PEPSIQUE

ÉLIXIR & PILULES GREZ
CHLORHYDRO-PEPSIQUES

DOSES : *1 Verre à liqueur, ou 2 ou 3 pilules par repas*

Dans les **DYSPEPSIES, L'ANOREXIE, les VOMISSEMENTS DE LA GROSSESSE,** etc

ALBUMINATE DE FER LAPRADE
Liqueur et Pilules LAPRADE

Le plus assimilable des ferrugineux, n'occasionne jamais de troubles gastro-intestinaux. — C'est le fer gynécologique par excellence (Dr Thiébault).

DOSE ; *1 Cuillerée à liqueur ou 2 à 3 pilules à chaque repas.*

PEPTONE PHOSPHATÉE BAYARD

VIN DE BAYARD, le plus puissant reconstituant.

2 à 3 verres à liqueur par jour.

COLLIN & Cie, Pharmaciens, lauréats des hôpitaux, **49, r. de Maubeuge,**

PARIS

RUEFF ET Cie

106, Boulevard Saint-Germain, Paris.

NOUVEAUTÉS MÉDICALES

Anatomie des centres nerveux, par J. Déjérine, professeur agrégé à la Faculté de médecine de Paris, médecin de l'hospice de Bicêtre, vice-président de la Société de Biologie, avec la collaboration de Mme Déjérine-Klumpke, docteur en médecine, ancien interne des hôpitaux de Paris, lauréat de l'Institut et de l'Académie de médecine.

Tome Ier : *Méthode générale d'étude. Embryogénie. Histogénèse et histologie Anatomie du cerveau*, avec 401 figures dans le texte, dont 45 en couleurs. 1 vol. **32** fr.

Chirurgie opératoire du système nerveux, par le Dr Chipault, avec une préface de M. le professeur Terrier.

Tome Ier : *Chirurgie cranio cérébrale*, avec 130 figures dans le texte, dont 20 en couleurs. 1 vol. in-8 raisin, reliure d'amateur, tête dorée. . . . . . . **22** fr.

Tome II et dernier volume *Chirurgie de la moelle et des nerfs*. 1 vol. in-8 raisin, avec 432 figures, dont 355 en couleurs, reliure, tête dorée. . . . . . **22** fr.

Le Massage et la mobilisation dans les fractures, par le Dr Just Lucas-Championnière, chirurgien de l'hôpital Beaujon, membre de l'Académie de médecine, membre de la Société de Chirurgie. 1 vol in-8 de 560 pages, avec 660 gravures dans le texte, reliure d'amateur, tête dorée. . . . **18** fr.

Le Livre des mères de famille. Petit dictionnaire d'hygiène infantile, par le Dr Jules Comby, médecin de l'hôpital Trousseau, médecin honoraire des dispensaires pour enfants de la Société philanthropique, rédacteur en chef de la *Médecine Infantile*. 1 vol. in-16, broché, avec 97 figures dans le texte, reliure amateur. . . . . **4** fr.

Traitement chirurgical des maladies de l'estomac et du duodénum, par le Dr Doyen, de Reims, avec 185 figures dans le texte, dont 38 planches en phototypie. 1 vol. . . . . **12** fr.

Consultations sur les maladies des enfants, par le Dr E. Périer. 1 vol., reliure d'amateur, tête dorée. . . . . **4** fr.

Les Affections parasyphilitiques, par Alfred Fournier, professeur à la Faculté de médecine, membre de l'Académie de médecine, médecin de l'hôpital Saint-Louis. 1 vol. in-8, reliure d'amateur, peau pleine, tête dorée. **10** fr.

Traitement de la syphilis, par le Dr Alfred Fournier, professeur à la Faculté de médecine, membre de l'Académie de médecine, médecin de l'hôpital Saint-Louis. 1 vol. in-8, reliure d'amateur, peau pleine, tête dorée . **15** fr.

La Tuberculose et son bacille, par I. Straus, professeur de pathologie expérimentale et comparée à la Faculté de médecine, de Paris, membre de l'Académie de médecine, médecin de l'Hôtel-Dieu. 1 fort vol. de 900 pages in-8 grand jésus, avec 72 figures dans le texte, dont 62 en chromolithographie. *Prix :* **36** fr.

Diagnostic et traitement de la pelade et des teignes de l'enfant, par le Dr R. Sabouraud, chef du laboratoire de la Faculté à l'hôpital Saint-Louis. 1 vol. in-8 raisin, avec 22 figures, dont 8 en couleurs hors texte. . . . . **8** fr.

Consultations sur les Maladies des femmes. Formulaire et traitement des Affections gynécologiques les plus fréquentes, suivi de considérations pratiques sur l'Examen gynécologique, par le Dr A. Lutaud, médecin adjoint de Saint-Lazare, membre fondateur de la Société obstétricale et gynécologique. 1 vol. in-16, reliure d'amateur, tête dorée. . . . . **4** fr.

Manuel d'Otologie clinique, par le Dr Em. Menière, médecin-adjoint des Sourds Muets, médecin-auriste des Maisons d'éducation de la Légion d'honneur du dispensaire Furtado-Heine et des compagnies de chemins de fer P.-L.-M. et Ouest. 1 fort volume in-8 de 400 pages, avec 131 figures dans le texte, reliure d'amateur, tête dorée . . . . **12** fr.

CORBEIL. — IMPRIMERIE CRÉTÉ DE L'ARBRE